순풍순풍
골반케어

ANZANRYOKU WO TAKAMERU KOTSUBAN CARE by Junko Ueno
Supervised by Nobuko Watanabe
Copyright © Junko Ueno, Nobuko Watanabe, 2013
All rights reserved.
Original Japanese edition published by Ie-No-Hikari Association
Korean translation copyright © 2017 by YeamoonArchive Co., Ltd.
This Korean edition published by arrangement with Ie-No-Hikari Association, Tokyo, through HonnoKizuna, Inc., Tokyo, and BC Agency.

이 책의 한국어판 저작권은 BC에이전시를 통하여 저작권자와 독점계약한 (주)예문아카이브에 있습니다.
저작권법에 의해 한국 내에서 보호를 받는 저작물이므로 무단 전재와 복제를 금합니다.

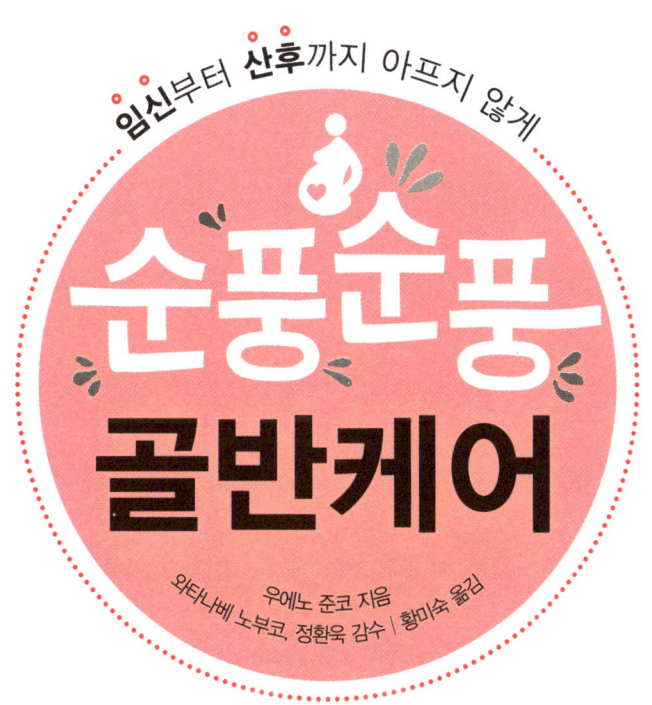

임신부터 산후까지 아프지 않게

순풍순풍 골반케어

우에노 준코 지음
와타나베 노부코, 정환욱 감수 | 황미숙 옮김

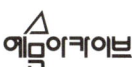

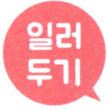

1. 이 책에서는 '수술하지 않고 출산하는 과정'을 '자연출산'으로 통일하였습니다. 흔히 '자연출산'과 '자연분만'을 같은 의미로 보고 혼용하고 있는데, 엄밀히 따지면 '출산(birth)'은 엄마와 아기가 주체가 되는 개념입니다. 반면에 '분만(delivery)'은 의사가 주도하여 이루어지는 출산 과정을 말합니다.

2. 국어사전에 따르면 '임신부(= 임부)'는 '아이를 밴 여자'를 이르는 말이고, '임산부'는 '임부'와 '산부'를 아울러 이르는 말입니다. 여기서는 아이를 아직 낳지 않고 밴 상태에 있는 여성에 대해 '임신부'로 통일하였습니다.

3. 임신부가 읽었을 때 임신과 출산에 대한 두려움을 느끼지 않도록 의학 용어를 순화하였습니다. '절반조산'은 '조산이 임박한 상태', '파수'는 '양수가 흐름' 등으로 풀어서 사용하였습니다.

4. 이 책의 내용은 저자가 조산사로서 오랜 기간 통증으로 힘들어하는 많은 임신부에게 적용하여 큰 효과를 본 방법을 소개한 것으로, 의학적으로 증명된 치료법은 아닙니다.

〈순풍순풍 골반케어〉
꼭! 이 책을 읽기 전에 알아야 할 사항

❶

이 책에서 소개하는 골반케어 방법과 추천 동작은 저자가 출산 현장에서 오랜 임상 경험을 통해 수정·보완한 것으로, 임신부의 통증과 불편함을 개선하는 데 큰 도움이 됩니다.

❷

이 골반케어 방법과 추천 동작은 국내에 처음 소개하는 것으로, 추천 동작을 할 때는 각각의 동작에 대한 설명을 충분히 읽고 숙지하신 후 따라하십시오. 동작을 하다가 불편함이 느껴지면 즉각 중단하십시오. 불편함이 지속되면 의사의 조언을 구하십시오.

❸

골반을 지지하는 데 사용하는 천은 얇은 무명천이 좋습니다. 폭은 소폭(약 110센티미터)으로, 길이는 자신의 골반을 2바퀴 이상 감을 수 있을 정도(대략 2.5~3미터)로 준비합니다(일반적으로 1마=90센티미터 단위로 판매합니다).

❹

골반케어와 추천 동작은 현재의 몸 상태에 따라 적합한 것만 하십시오. 추천 동작을 한 번에 모두 하면 무리가 될 수 있습니다.

❺

골반케어 기본 동작 3가지 - '지지하기', '올리기', '바로잡기'를 매일 꾸준히 실시하면 자세가 좋아지고, 뭉쳤던 배 주변 근육이 풀려 자궁 속 태아도 쾌적하게 지낼 수 있습니다.

❻

책에서 소개하는 추천 동작과 방법을 시행하기 전에 반드시 골반을 천으로 감싸고(지지하기) 합니다.

❼

골반케어와 추천 동작은 임신 시기와 통증 증상에 따라 다르게 시행합니다. 시기별은 196~197쪽에, 증상별은 198~199쪽에 정리한 것을 참고하십시오.

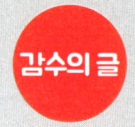
감수의 글

자연스럽게 아기를 만나기 위한 준비, 골반케어

출산은 신이 여성에게 주신 능력이자 특권입니다. 그렇기에 여성 스스로의 노력으로 건강한 출산을 하고 세대를 이어가는 것은 물이 흐르는 것처럼 당연한 일입니다. 아주 오래 전으로 거슬러 올라갈 필요도 없습니다. 불과 몇십 년 전만 해도 우리네 부모님은 그렇게 생명을 맞이했습니다. 그런데 언제부턴가 출산이 새 생명을 만나는 환희의 축제가 아니라 서둘러 끝내야 하는 두려운 과제가 되어 버렸습니다. 출산에 대한 과장되고 왜곡된 이미지와 과한 의료적 처치가 불러온, 어쩌면 지극히 당연한 결과인지도 모릅니다. 사실 출산을 편리하게 해주는 것처럼 보이는 촉진제나 무통주사 같은 일련의 조치들이 실제로는 몸과 마음의 긴장을 불러일으키고 출산을 더욱 어렵게 만들 수 있다는 것을 전에는 알지 못했습니다. 의료적인 처치 없이 스스로의 힘으로 건강하게 출산하는 임신부들의 모습을 처음부터 끝까지 지켜보기 전까지는 말입니다.

자연주의 출산을 돕는 의사가 되면서 비로소, 출산을 편안하게 하고 자연스럽게 만드는 것은 의료적인 기술이나 처치가 아니라 옆에 있는 사람들의 손길, 존중, 배려임을, 긴장과 두려움이 아닌 긍정적인 마음임을 알게 되었습니다. 특히 마음의 준비만큼이나 육체적인 준비와 산전 교육이 중요하다는 것을 알게 되었습니다.

저희 병원에서는 총 4강, 최소 10시간 이상의 산전 교육을 통해 출산을 수월하게 해주는 몸만들기 노하우와 골반 관리법을 알려주고 있습니다. 그때마다 실전에 바로 적용할 만한 구체적인 매뉴얼이 없어 아쉬웠던 차에 이 책을 알게 되어 반가움이 앞섰습니다.

이 책은 임신부들이 건강한 임신 기간을 보내고 출산의 능력을 최대한 발휘할 수 있도록 도와주는 다양한 방법을 구체적으로 소개하고 있습니다. 무엇보다 그 방법을 알려

> "이 책은 임신부들이 건강한 임신 기간을 보내고
> 출산의 능력을 최대한 발휘할 수 있도록 도와주는
> 다양한 방법을 구체적으로 소개하고 있습니다."

주는 이가 조산사라는 사실에 놀랐습니다. 예나 지금이나 조산사는 가장 따뜻하고 친밀한 출산 동반자이자 산모를 가장 잘 돌볼 수 있는 의료인입니다. 조산사가 오랫동안 출산 현장에서 적용하고 끊임없이 수정·보완하면서 체득한 방법을 이토록 쉽게 정리해 주었다는 것이, 그들과 함께 출산을 만들어가는 또 하나의 출산 동반자로서 그저 감격스러울 따름입니다.

저희 병원에서는 자연주의 출산을 보편화하기 위해 전문가를 영입하여 임신부들에게 맞는 순산 자세와 호흡 프로그램을 개발하여 교육하고 있지만, 여전히 보완해야 할 과제가 많습니다. 그런 점에서 우리와 체격 조건이나 환경이 비슷한 일본의 임신부를 통해 배운 방법들이 국내 임신부들의 건강한 출산율을 높이는 데 큰 역할을 하리라 기대해 봅니다.

현장에서 매일 체감하는 바른 자세의 중요성과 건강한 출산 매뉴얼의 필요성 때문에 언젠가 반드시 순산 관련 케어 북을 내리라 생각했던 저의 오랜 꿈은 잠시 접어두어도 좋을 것 같습니다.

정환욱(산부인과 전문의, 메디플라워 산부인과/자연출산센터 원장)

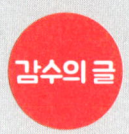
감수의 글

출산이 가까워질수록
더 꼼꼼하게 보아야 할 책

지금으로부터 10여 년 전인 2007년 9월, 저는 모리오카에서 의료계 종사자들을 위한 '골반케어 세미나'를 개최했습니다. 강의를 마쳤을 때 참석자 한 명이 열의에 찬 목소리로 "출산 도중 아기가 산도에 걸렸을 때 대비할 만한 방법을 가르쳐주십시오"라고 질문했습니다. 저는 "이 세미나는 초보자를 위한 것이어서 수준 높은 테크닉은 여기에서 알려드리기가 어렵습니다. 도쿄로 오세요"라는 한마디를 남기고 그곳을 떠났습니다.

그로부터 몇 개월 후, 도쿄의 제 클리닉인 '건미(健美)살롱 와타나베'에서 개최한 소규모 세미나에 혼슈 최북단의 아오모리 현에서 참석한 조산사가 있었습니다. 바로 모리오카 세미나에서 열정적인 질문을 던졌던 우에노 준코 씨였습니다.

그 뒤 우에노 씨는 세미나에 빠짐없이 참석했고, 도쿄에 올 때마다 끈질기게 질문하고 무엇이든 배우려 했습니다. 그런데 하루는 풀 죽은 목소리로 물었습니다.

"선생님이 가르쳐주신 대로 저희 클리닉의 임신부들에게 알려주었습니다. 그런데 결과가 신통치 않습니다. 제가 잘못 가르친 것일까요? 아니면 제가 담당한 분들이 특별히 못하는 것일까요?"

제가 보니 우에노 씨는 잘 가르치고 있었습니다. 그렇다면 원인은 임신부의 몸에 있을지도 모른다고 생각했지요. 요즘 여성들은 걷는 대신 자동차를 이용하고, 앉아 있는 시간이 많습니다. 그로 인해 예전과는 몸이 많이 달라졌고, 이것은 출산에까지 영향을 미치게 되었습니다. 10년 후, 20년 후에는 우에노 씨가 지금 접하고 있듯이 임신 기간 내내 힘들어하고 출산 시에도 난산이 될 임신부가 더 늘어날지 모릅니다. 위기감을 느낀 저는 그녀의 이야기에 진지하게 귀를 기울였습니다.

"요즘 여성들은 걷는 대신 자동차를 이용하고, 앉아 있는 시간이 많습니다. 그로 인해 예전과는 몸이 많이 달라졌고, 이것은 출산에까지 영향을 미치게 되었습니다."

그녀는 세미나에 올 때마다 "이 방법을 이렇게 바꿔보았어요"라며 계속해서 스스로 변형한 방법을 보여주었습니다. 제가 전국 각지의 세미나에서 그 변형된 방법을 소개했더니 수강생들로부터 "너무 쉬워요!"라는 환호성이 터져나왔습니다.

우에노 씨는 출산을 도운 경험도 풍부합니다. 한 사람 한 사람의 몸을 잘 살펴보고 출산 진행을 정확히 판단하며, 스스로 궁리하고 터득한 방법을 이용해 순산으로 이끄는 우수한 조산사입니다. "일본 최고의 조산사는 누구라고 생각하세요?"라는 질문을 받으면 저는 망설임 없이 우에노 준코 씨라고 말할 수 있습니다.

2013년 6월에 실시된 제65회 일본산과·부인과학회 학술 강연회에서는 '천이나 복대로 골반을 감싸고 지지한 후 출산하면 산후 출혈이 적다'는 연구와 '현대 임신부의 골반이 순산하기 어려운 형태로 변하고 있다'는 연구가 발표되었습니다. 부인과 의사들의 인식도 확실히 변하는 것을 느낄 수 있었습니다.

이 책《순풍순풍 골반케어》를 가지고 입원한다면, 조산사도 의사도 이 책의 페이지를 넘기면서 "지금은 이런 상태니까 이 동작이 도움이 되겠네요"라고 조언해줄 수 있을 것입니다. 이 책을 통해 모두가 순풍순풍 순산할 수 있는 날이 올 것이라 믿습니다.

와타나베 노부코(조산사, 골반케어 창시자)

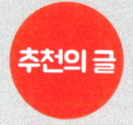

임신부와 임신을 준비하는 여성들에게
최고의 선물

골반은 우리 몸의 주춧돌 역할을 합니다. 골반의 균형이 깨지면 몸 전체 골격의 균형도 서서히 틀어지게 되지요. 골반은 특히 여성에게 중요합니다. 골반이 임신했을 때 태아가 자라는 자궁을 받쳐주는 토대가 되기 때문입니다.

오늘날 현대 여성의 골반은 어떤 상태일까요? 점점 갈수록 균형 잡힌 골반을 지닌 여성 만나기가 하늘의 별 따기입니다. 하이힐과 다리 꼬기, 의자 끝에 걸터앉는 자세(선골 앉기) 등 잘못된 자세나 습관에 의해 골반 균형이 무너져 있기 때문이지요. 그 때문에 골반은 물론 허리, 등, 어깨, 목, 머리까지 원인을 알 수 없는 통증에 시달리는 사람이 많습니다.

저를 찾아오는 임신부 중에는 통증으로 고생하는 분들이 많습니다. 특히 허리와 골반 통증, 하체 부종 등으로 힘들어 합니다. 심지어 눕지도 못하고 앉아서 쪽잠을 자는 임신부도 꽤 있었습니다. 자세히 살펴보면 골반이 틀어져 있는 경우가 대부분입니다. 반대로 유추하면 임신 기간 동안 유발되는 각종 통증의 원인을 틀어진 골반에서 찾을 수 있다 해도 과언이 아닙니다.

여성의 몸, 특히 임신부의 몸을 20년 이상 만지고 교정하는 동안 이처럼 골반의 중요성을 깨닫고 '내 아이가 자라는 집, 골반 환경의 중요성', '산후 골반 관리 지침' 등 골반 케어 관련 자료를 찾아서 여러 매체에 칼럼형식으로 기고하는 등 임신부 골반케어에 관한 정보를 꾸준히 알려왔습니다. 그런 점에서 이 책은 이러한 통증을 해소하는 데 아주

> "임신했다는 것을 알게 되면 누구나 태교 음악을 듣고
> 좋은 음식을 골라 먹듯이, 이제는 태교하듯
> 골반도 신경 써서 교정하고 관리해야 합니다."

유용합니다.

이 책은 조산사인 저자가 30년 이상의 임상 경험에서 얻은 골반케어의 모든 것으로, 첫 장부터 마지막 장까지 임신을 계획하거나 임신 중인 여성에게 꼭 필요한 내용을 담고 있습니다. 특히 틀어진 골반을 바로잡아주는 데 큰 도움이 되는 동작들은 임신부들도 쉽게 따라할 수 있습니다.

수많은 논문에서 '엄마 뱃속에 있는 동안 평생의 건강과 성격이 결정된다'는 결과를 밝혀냈고, 이제는 상식이 되었습니다. 그러니 엄마의 자궁 환경을 좌우하는 바른 골반의 중요성은 아무리 강조해도 부족하지 않습니다. 임신했다는 것을 알게 되면 누구나 태교 음악을 듣고 좋은 음식을 골라 먹듯이, 이제는 태교하듯 골반도 신경 써서 교정하고 관리해야 합니다. 이 책에서 소개하는 기본 동작 3가지만 꾸준히 해도 한결 좋아질 것입니다. 작은 동작 몇 가지를 실천하는 것만으로 엄마도, 뱃속 아기도 편안한 임신 기간을 보내고 순산할 수 있으니 얼마나 좋습니까.

매일 쉽게 할 수 있는 기본 동작으로 힘들지 않게 출산하고, 평생 골반 건강을 다질 수 있도록 도와주는 이 책은 임산부와 임신을 준비하는 여성들에게 최고의 선물이 될 것입니다.

강인숙(강인숙 에스테틱 원장, 산전산후 골반 관리 전문가)

순풍순풍 골반케어
CONTENTS

감수의 글 정환욱(메디플라워 산부인과/자연출산센터 원장) ········· 6
감수의 글 와타나베 노부코(조산사, 골반케어 창시자) ············· 8
추천의 글 강인숙(강인숙 에스테틱 원장, 산전산후 골반 관리 전문가) ····· 10
글을 시작하며 ··· 18

CHAPTER 1 출산 준비를 위한 골반케어

순산할 수 있는 몸인지 셀프 체크하기 ······························· 22
출산을 위한 골반 지식 ❶ 순산하기 위해 갖추어야 할 조건 ····· 24
출산을 위한 골반 지식 ❷ 골반 구조 알기 ·························· 26
출산을 위한 골반 지식 ❸ 골반과 자궁의 밀접한 관계 ············ 28
출산을 위한 골반 지식 ❹ 골반을 바로잡아야 순산한다 ·········· 34

골반을 구성하는 뼈의 위치와 명칭 27 / 선골 앉기 30 / 위에서 본 골반 31
옆에서 본 골반 32

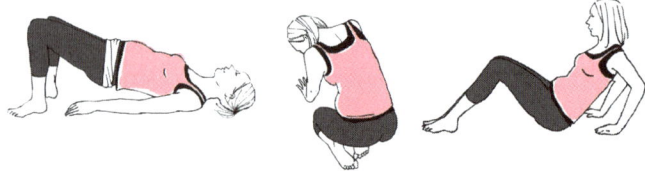

CHAPTER 2 골반케어 기본 동작

임신 기간 필수 스트레칭 골반케어 기본 동작은 매일 꾸준하게 ·············· 38
골반케어 기본 동작 ❶ 골반을 천으로 감싸서 지지하기 ·············· 40
    HOW TO 천으로 골반 감는 법 ·············· 42
골반케어 기본 동작 ❷ 허리 들어 골반 올리기 ·············· 48
    HOW TO 자궁을 올려 조산을 예방하는 동작 ·············· 49
골반케어 기본 동작 ❸ 골반과 근육 균형 잡기 ·············· 51
    HOW TO 처진 자궁 바로잡는 동작 ·············· 52
    HOW TO 태아가 편안하도록 자궁 공간 넓히는 동작 ·············· 56
골반케어 전 유의사항 고무줄 자국 ·············· 58
골반 틀어짐 바로잡기 ❶ 골반 틀어짐의 원인 ·············· 61
    HOW TO 골반 틀어짐 바로잡는 동작 ·············· 62
골반 틀어짐 바로잡기 ❷ 튀어나온 선골 바로잡기 ·············· 64
    HOW TO 선골 바로잡는 동작 : 완전 초급편, 초급편, 중급편 ·············· 65

> 골반케어 기본 동작 3가지 39 / 천을 이용한 골반 지지법 41 / 골반 지지에 편리한 제품 46 / Q&A : 천 감기에 관한 궁금증 47 / 배에 고무줄 자국이 있다면 59 / 골반케어 사례 ❶ 60 / 태아를 편안하게 하는 자세 70 / 태아를 불편하게 하는 자세 71

CHAPTER 3 임신 초기 골반케어

임신 초기에 가장 중요한 것 **지금부터 체력 키우기** ········· 74
임신 초기 케어 **매듭수건으로 입덧도 어깨 결림도 편안하게** ········· 76
- HOW TO 등의 경혈을 자극해 입덧 완화하는 동작 ········· 78
- HOW TO 뭉친 등 근육 풀어주는 동작 ········· 80
- HOW TO 뻣뻣하게 굳은 목 뒤 풀어주는 동작 ········· 82
- HOW TO 뻐근한 등 근육 풀어주는 동작 ········· 84

여러 가지 매듭수건 만드는 방법 **77** / 임신 초기에 해야 할 일 **86** / 골반케어 사례 ❷ **87**

CHAPTER 4 임신 중기 골반케어

임신 중기에 알아야 할 것 **기초 체력 셀프 체크하기** ········· 90
- HOW TO 처진 자궁 올리고 근력 키우는 동작 ········· 92
- HOW TO 태아를 지지하는 근력 키우는 동작 ········· 94

임신 중기 불편함 해결하기 ❶ **통증 해결하기** ········· 96
- HOW TO 잘 때 편하고 요통도 줄여주는 동작 ········· 98
- HOW TO 치골의 상하 어긋남을 바로잡는 동작 ········· 100
- HOW TO 누웠을 때 튀어나오는 치골을 바로잡는 동작 ········· 102
- HOW TO 다리 근원부 통증에 효과적인 동작 ········· 104

임신 중기 불편함 해결하기 ❷ **부종과 변비 해소하기** ········· 106
- HOW TO 림프 자극해 부종 해소하는 동작 ········· 108
- HOW TO 장의 움직임을 도와 변비 해소하는 동작 ········· 110

임신 중기 불편함 해결하기 ❸ **조산 위험으로 입원했을 때** ········· 112

CHAPTER 5 임신 후기 골반케어

임신 후기에 알아야 할 것 ❶ 원활한 출산을 위한 몸만들기 ·················· **116**
임신 후기에 알아야 할 것 ❷ 배 모양으로 태아 상태 알아보기 ·················· **118**
임신 후기에 알아야 할 것 ❸ 배 모양 바로잡기 ·················· **120**
   HOW TO 배 당김 해소하는 동작 ·················· **122**
임신 후기 불편함 해결하기 ❶ 통증으로 잠 못 들 때 ·················· **126**
   HOW TO 골반 틀어짐 예방하고 누워서 편하게 움직이는 동작 ·················· **127**
임신 후기 불편함 해결하기 ❷ 내진이 아프고 무서울 때 ·················· **128**
   HOW TO 내진 통증 예방하는 동작 ·················· **129**
임신 후기 불편함 해결하기 ❸ 태동 검사 때 ·················· **130**
   HOW TO 누운 상태에서 몸 풀어주는 동작 ·················· **131**

> 배 모양 체크하기 **119** / 임신 후기에 준비해야 할 것 **133**

CHAPTER 6 출산 당일 순산하도록 돕는 골반케어

출산을 앞두고 ❶ 출산은 엄마와 아기의 합작품 ·················· **136**
   HOW TO 출산 경과에 따른 대처법 ·················· **137**
출산을 앞두고 ❷ 진통이 시작될 때 ·················· **140**
건강하게 출산하는 비결 ❶ 아기에게 산소 공급하기 ·················· **142**
   HOW TO 아기에게 산소 공급하고 출산 시 긴장 푸는 동작 ·················· **143**

건강하게 출산하는 비결 ❷ **진통이 진행 중일 때** ·································· 145
    `HOW TO` 골반 틀어짐 바로잡는 동작 ····································· 146
    `HOW TO` 산도를 유연하고 넓게 만드는 동작 ·························· 148
    `HOW TO` 휘어진 자세를 고치고 아기가 통과하기 쉽게 하는 동작 ············· 150

건강하게 출산하는 비결 ❸ **진통이 너무 심할 때** ·································· 152
    `HOW TO` 긴장 완화하고 출산 원활하게 하는 동작 ···················· 153

출산 현장에서 ❶ 156 / 출산 현장에서 ❷ 157

CHAPTER 7 출산 후 골반케어

출산 후에 알아야 할 것 **느슨해진 골반 몸 안쪽부터 바로잡기** ·················· 160
    `HOW TO` 출산 후 느슨해진 골반 확실하게 되돌리는 동작············· 162
    `HOW TO` 후진통과 내장이 처진 불쾌감 해소하는 동작 ················· 164
    `HOW TO` 출산 후 휘청거림을 개선하는 동작 ·························· 166

육아를 위한 몸만들기 **수유가 잘 되도록 등 풀어주기** ···························· 167
    `HOW TO` 뭉친 등을 풀고 가슴을 부드럽게 하는 동작················ 168
    `HOW TO` 멍울과 당김, 젖 안 나올 때 효과적인 동작 ················ 170
    `HOW TO` 수유 전후 뭉친 상반신 풀어주는 동작 ······················ 172

CHAPTER 8 둥글둥글 신생아 돌보기

신생아 돌보기의 기본 동작 '둥글둥글 신생아 돌보기'의 핵심 동작 4가지 ······ 178
- HOW TO 아기 척추를 지지하면서 편하게 눕히는 방법 ················ 180
- HOW TO 아기가 숙면을 취할 수 있도록 감싸는 방법 ················ 182
- HOW TO 아기도 엄마도 편하게 안는 방법 ·························· 186
- HOW TO 한쪽만 보는 아기 버릇 고치는 방법 ······················ 190
- HOW TO 아기 몸 균형 잡는 방법 ································· 192
- HOW TO 아기의 젖 먹는 힘 키우는 방법 ·························· 194

신생아 건강검진 현장에서 195

글을 마치며 ·· 200
옮긴이의 글 ·· 202

APPENDIX 부록
시기별, 증상별 추천 동작과 골반케어 방법 ······························ 196
찾아보기 ·· 204

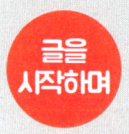

순풍순풍 순산하는 행복을
만끽하도록 돕다

저는 조산사로 일한 지 올해로 34년이 되었습니다. 아오모리 현 하치노헤의 산부인과 병원에서 23년 동안 근무하며 수많은 임신부의 출산을 도왔지요. 2007년 우연히 참석한 한 세미나에서 와타나베 노부코 선생과 '골반케어'에 대해 알게 되었습니다.

당시 제가 돌보던 환자 중 임신 36주차에 허리를 삐끗해 입원한 임신부가 있었는데, 그저 누워 있게만 할 뿐 아무것도 해줄 수 없는 상황에 무력함을 느끼고 방법을 찾던 중이었습니다. 또 임신 초기부터 허리나 치골에 극심한 통증이 생겨 겨우 일어설 수 있는가 하면, 출산 도중에 진통이 약해져 자연출산을 하지 못하고 제왕절개를 하는 사례도 많아지고 있었습니다.

저는 곧바로 와타나베 선생의 세미나를 듣고, 거기에서 배운 대로 제가 일하던 산부인과 병원에서 실천해보았습니다. 그런데 놀라운 일이 일어났습니다. 그토록 힘들어하던 임신부가 무사히 출산을 하고 몸도 건강해졌습니다. 저는 이에 힘을 얻어 먼 도쿄까지 오가며 선생의 세미나를 수강했습니다.

한편, 세미나에서 배운 대로 시술했을 때 몸의 불편함이 즉각 완화되는 임신부가 있는가 하면 그렇지 않은 임신부도 많았습니다. 저는 공부를 더 해야겠다는 초조함에 거듭 배우고 실천하면서 어떻게 하는 것이 효과적인지 궁리했습니다.

또 하나의 과제가 있었습니다. 와타나베 선생에게서 배운 대로 시술을 하고 동작을 가르치고 싶은데 그 자세를 취하지 못할 정도로 통증이 심하거나 몸이 뻣뻣한 임신부가 의외로 많았습니다. 그래서 제 나름대로 동작을 아주 쉽고 간단하게 할 수 있도록 변형했습니다. 괜찮을지 걱정하며 선생에게 보여주니 놀라워하며 "원래 동작보다 더 쉽고 효과도 좋네요!"라며 칭찬을 해주었습니다. 이러한 선생의 격려는 저의 도전정신에 박차를 가하게 했고, 이 책에서 소개한 쉽고 간단한 동작들이 탄생하기에 이르렀습니다. 그리고 이렇게 한 권의 책으로 나왔습니다.

이 책에는 임신 기간 동안 꼭 실천했으면 하는 '골반케어 기본 동작 3가지'와 함께 입덧이나 요통, 배 당김, 불면증 등 시기별 불편함을 해소하는 동작을 소개했습니다. 또 현장에서 효과를 검증받은, 진통이 왔을 때나 그 사이사이에 실천하면 순산하는 데 도움이 되는 동작을 실었습니다. 마지막 장에는 처음 경험하는 육아에 대한 불안을 없앨 수 있도록 아기를 기분 좋게 안아주고 재우는 법과 가슴 마사지, 수유 방법 등도 담았습니다.

임신 기간과 출산 과정, 산후 케어와 신생아 돌보기까지 다룬 이 책이 곧 엄마가 될 여러분에게 실제적인 도움이 되기를 바랍니다.

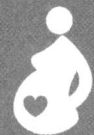 건강한 '임신기'와 '순산'의 시작은
틀어짐 없는 골반 만들기부터!

순풍순풍
골반케어

CHAPTER

1

출산 준비를 위한 골반케어

순산할 수 있는 몸인지
셀프 체크하기

① 쪼그려 앉았다가 일어서기

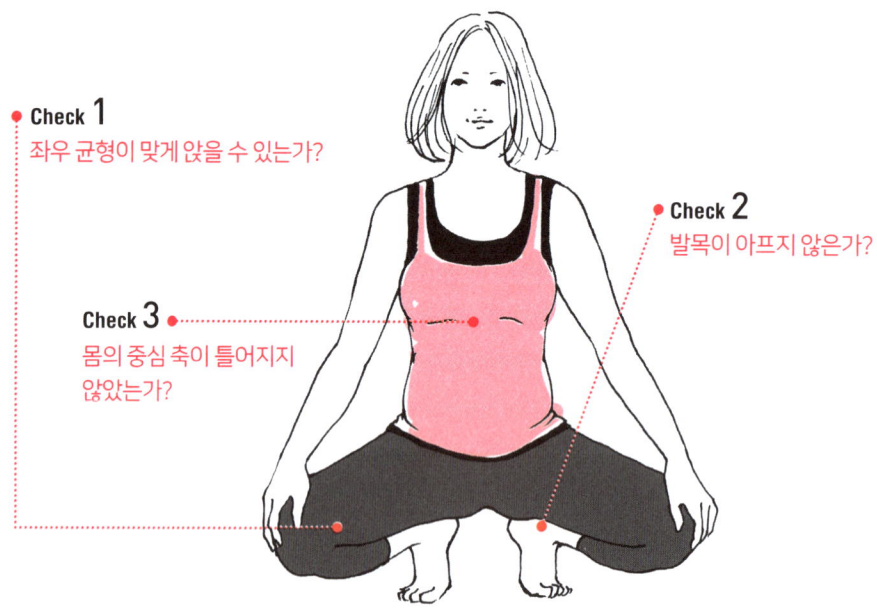

- **Check 1** 좌우 균형이 맞게 앉을 수 있는가?
- **Check 2** 발목이 아프지 않은가?
- **Check 3** 몸의 중심 축이 틀어지지 않았는가?

양 다리에 똑같이 체중을 싣고 쪼그려 앉았다가 그대로 일어나보세요. 앉았다 일어설 때 좌우로 휘청거리지 않고 어느 한 군데라도 아픈 부위가 없다면 골반을 지지하는 근육과 인대의 균형이 잘 맞는 것입니다.

- '쪼그려 앉았다가 일어서기'와 '누워서 무릎 안기' 자세를 쉽게 취할 수 있다면 임신기를 통증 없이 건강하게 보내고, 순산할 수 있는 골반 상태라고 할 수 있습니다.
- 이 두 자세가 잘 안 되는 사람은 지금부터라도 이 책에서 소개하는 셀프 골반케어 동작을 꾸준히 실천해서 골반과 몸 전체를 바로잡아보세요.

② 누워서 무릎 안기

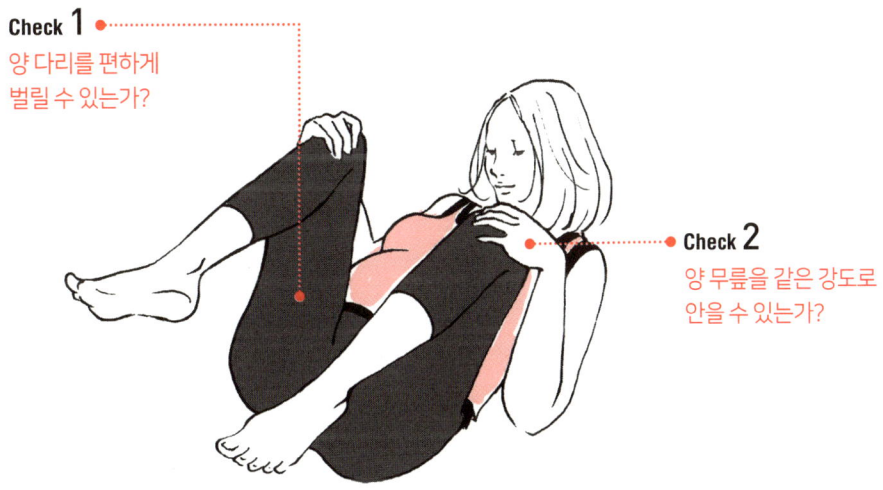

Check 1
양 다리를 편하게 벌릴 수 있는가?

Check 2
양 무릎을 같은 강도로 안을 수 있는가?

천장을 보는 자세로 바닥에 누워 양 무릎을 구부린 뒤 배 쪽으로 끌어당겨보세요. 좌우 균형이 맞게 무릎을 안을 수 있으면 합격입니다. 이 자세는 '맥로버트 수기법(McRobert's maneuver)'이라고 하며 태아가 산도를 쉽게 통과할 수 있게 해주는 출산의 필수 자세입니다.

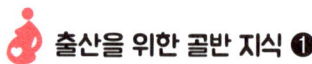 출산을 위한 골반 지식 ❶

순산하기 위해
갖추어야 할 조건

앞 페이지의 체크 결과는 어떠셨나요?

"나는 원래 몸이 뻣뻣해서 이런 동작은 못해"라며 지레 포기해버리지는 않았나요?

생활이 편리해진 나머지 몸을 거의 움직이지 않아도 되는 현대 사회에서 여성의 몸은 과거와는 많이 달라졌습니다. 요즘 앞 페이지의 두 자세를 수월하게 하지 못하는 여성이 많아졌고, 그 여성들은 대개 출산 시 어려움을 겪습니다.

앞에서 소개한 두 자세를 취하는 게 어렵지 않았다면 바른 골반을 가지고 있고 순산할 수 있는 몸이라는 뜻입니다.

첫 번째 '쪼그려 앉았다가 일어서기' 동작을 통해 골반을 지지하는 근육과 인대가 유연하게 신축할 수 있는지를 살펴볼 수 있습니다. 일어설 때 몸의 중심 축이 흔들리지 않는 사람은 골반이 안정되어 있다는 증거이지요. 그러니 순산할 수 있다는 자신감을 갖고 출산에 임하면 될 것입니다. 반면에 흔들리거나 불안정하다면 몸의 균형이 어딘가 맞지 않는다고 할 수 있습니다.

두 번째 '누워서 무릎 안기' 동작을 통해 출산 시에 태아가 쉽게 지나갈 수 있는 골반인지 아닌지를 알 수 있습니다. 고관절과 골반 주위의 근육, 인대가 굳은 사람에게는 조금 어려운 동작입니다.

이 두 동작과 깊은 관련이 있는 것이 바로 골반입니다.

순산하기 위해서는 골반의 형태가 바로잡혀 있어야 하고, 바른 골반을 유지하기 위해서는 근육과 인대가 단련되어 있어야 합니다.

골반의 형태는 자궁의 형태에도 영향을 미칩니다. 자궁은 임신 중에 태아가 지낼 소중한 공간입니다. 골반이 틀어져 자궁의 형태가 비뚤어지면 태아도 몸을 자유롭게 움직이지 못하고 편안한 자세를 취하기 힘들 것입니다.

또 골반이 틀어지면 출산 시 태아가 통과할 '산도'가 좁아지거나 구부러질 수 있습니다. 그로 인해 태아가 산도를 빠져나올 때 머리가 걸려 고생을 합니다. 강한 진통이 있는데도 출산이 진행되지 않는 상황은 가급적 피해야 할 것입니다. 귀하게 얻은 아기인 만큼 뱃속에서 무럭무럭 자라기를 바라고, 출산도 원만하기를 누구나 바랄 것입니다. 그렇게 되려면 여러분의 자궁과 산도, 그것을 지켜줄 골반이 틀어지지 않고 바르게 위치해야 한다는 것을 기억하세요.

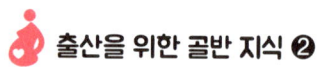

골반 구조 알기

여기서는 골반의 구조와 원리에 대해 살펴보겠습니다.

골반은 자궁을 비롯해 방광과 장 등 주요 장기를 보호하고, 임신했을 때 아기를 소중히 지켜주는 역할을 합니다. 상반신의 무게를 지지할 뿐 아니라 앉거나 서 있을 때, 걸을 때 몸의 균형을 조절하는 몸의 핵심 골격입니다.

골반은 옆 페이지의 그림처럼 입체적으로 구성되어 있습니다.

좌우로 튀어나온 것이 '장골(腸骨, 엉덩뼈)'입니다. 배꼽에서 옆으로 손가락으로 짚어보면 만져집니다.

앞쪽의 언더헤어(음모) 부분이 '치골(恥骨, 두덩뼈)', 의자에 앉았을 때 바닥에 닿는 부분이 '좌골(坐骨, 궁둥뼈)'입니다.

흔히 꼬리뼈라고 부르는 것이 '미골(尾骨)'이며 그 위에 '선골(仙骨, 엉치뼈)'이 있습니다.

'장골'과 '고관절(股關節, 엉덩관절)'을 지나 이어진 것이 다리의 근원부(서혜부)부터 무릎까지 이어주는 인체에서 가장 긴 뼈인 '대퇴골(大腿骨, 넙다리뼈)'입니다.

대퇴골의 바깥쪽으로 튀어나온 부분이 '대전자(大轉子)'입니다.

골반을 구성하는 뼈의 위치와 명칭

순산하기 위해서는 골반이 유연하고 균형이 잡혀 있어야 합니다.
골반을 구성하는 뼈의 위치와 명칭을 알아봅시다.

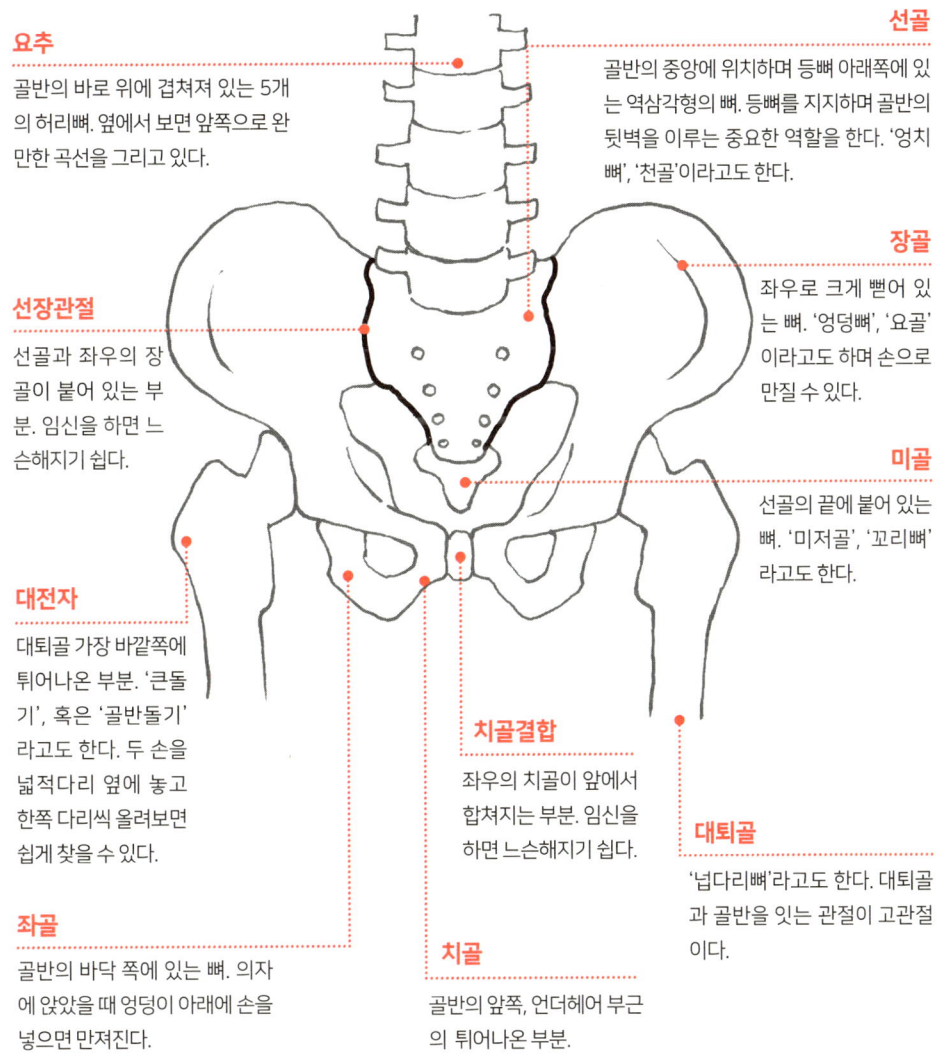

요추
골반의 바로 위에 겹쳐져 있는 5개의 허리뼈. 옆에서 보면 앞쪽으로 완만한 곡선을 그리고 있다.

선골
골반의 중앙에 위치하며 등뼈 아래쪽에 있는 역삼각형의 뼈. 등뼈를 지지하며 골반의 뒷벽을 이루는 중요한 역할을 한다. '엉치뼈', '천골'이라고도 한다.

선장관절
선골과 좌우의 장골이 붙어 있는 부분. 임신을 하면 느슨해지기 쉽다.

장골
좌우로 크게 뻗어 있는 뼈. '엉덩뼈', '요골'이라고도 하며 손으로 만질 수 있다.

미골
선골의 끝에 붙어 있는 뼈. '미저골', '꼬리뼈'라고도 한다.

대전자
대퇴골 가장 바깥쪽에 튀어나온 부분. '큰돌기', 혹은 '골반돌기'라고도 한다. 두 손을 넓적다리 옆에 놓고 한쪽 다리씩 올려보면 쉽게 찾을 수 있다.

치골결합
좌우의 치골이 앞에서 합쳐지는 부분. 임신을 하면 느슨해지기 쉽다.

대퇴골
'넙다리뼈'라고도 한다. 대퇴골과 골반을 잇는 관절이 고관절이다.

좌골
골반의 바닥 쪽에 있는 뼈. 의자에 앉았을 때 엉덩이 아래에 손을 넣으면 만져진다.

치골
골반의 앞쪽, 언더헤어 부근의 튀어나온 부분.

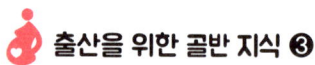

출산을 위한 골반 지식 ❸

골반과 자궁의 밀접한 관계

자궁은 골반의 앞쪽에 있는 치골부터 뒤쪽의 선골까지 방광, 자궁, 직장 순으로 굵고 튼튼한 고무줄 모양의 인대로 이어져 지지되고 있습니다. 또한 자궁은 앞뒤와 좌우의 인대에 의해 두 손으로 떠받치듯 골반과 연결되며, 공중에 매달리듯 떠 있습니다.

그래서 선골이나 치골 등이 어긋나 인대가 당겨지면 인대가 자궁을 지지하는 힘이 약해져서 자궁도 처지게 됩니다(33쪽 '골반 틀어짐으로 자궁이 처진 상태' 그림 참조).

임신하고 시간이 지날수록 자궁은 점점 커지는데, 커지는 자궁을 인대가 지탱하지 못하면 자궁이 처지고 방광도 압박을 받아 빈뇨와 요실금으로 고생하게 됩니다. 또 직장이 압박을 받으면 변비나 치질 등의 문제가 발생하기 쉽습니다.

자궁을 처지게 하고 골반을 틀어지게 만드는 나쁜 자세 중 대표적인 것이 '선골 앉기'(30쪽 그림 참조)입니다. 이 자세로 앉으면 늑골로 내장을 누르고 골반과 자궁을 압박하게 됩니다. 태아에게 영양을 운반하는 태반의 혈류도 악화시키므로 임신 중에는 반드시 신경 써서 고쳐야 할 자세입니다.

'선골 앉기'는 복근이나 배근을 사용하지 않아 몸이 편하게 느껴지므로 무의식중에 습관이 된 사람도 많을 것입니다. 하지만 이런 자세가 습관이 되면 자궁까지 틀어질 수 있습니다.

본래 자궁은 임신기를 거치면서 둥근 상태로 커집니다. **둥글게 커진 자궁에서 태아는 책상다리를 하고 몸을 웅크리는 이상적인 자세를 취할 수 있으며, 건강하게 쑥쑥 자랄 수 있습니다.**

하지만 요즘 임신부의 배를 초음파로 찍은 사진을 보면 자궁이 애호박이나 가지처럼 가늘고 길거나 굽어져 있는 경우가 많습니다. 당연히 그런 자궁 속의 태아는 무릎을 편 채로 몸을 움직이지 못하는 상태가 되겠지요. 골반의 틀어짐이나 잘못된 자세로 인해 자궁이 처진 채로 굳어지거나, 아래로 처진 내장으로 인해 압박을 받아 자궁이 충분한 공간을 확보하지 못했기 때문입니다.

태아가 편안하게 지낼 수 있도록 자궁을 보호하려면 골반의 역할이 매우 중요하다는 사실을 잘 알았을 것입니다. 따라서 순산을 목표로 한다면 임신 중이든 임신 준비 중이든 지금부터 당장 골반의 틀어짐을 바로잡아야 합니다.

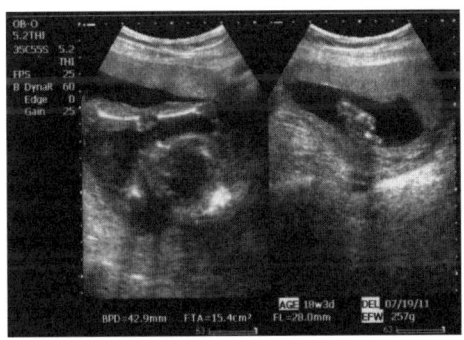

무릎을 똑바로 뻗은 힘든 자세를 한 아기(초음파 사진)

선골 앉기 - 자궁과 태반에 나쁜 영향을 주는 자세

선골 앉기는 의자 중간이나 끝 부분에 얕게 엉덩이를 걸치고 두 다리를 바닥에 내려놓은 채 앉는 자세를 말한다.

이 자세로 앉으면 굽은 등이 명치를 압박하므로 위장은 물론 자궁도 처진다. 골반 내부와 태반의 혈류도 악화되므로 태아의 발육에도 나쁜 영향을 준다(다른 나쁜 자세에 대해서는 70~71쪽 '태아를 편안하게 하는 자세와 불편하게 하는 자세' 참조).

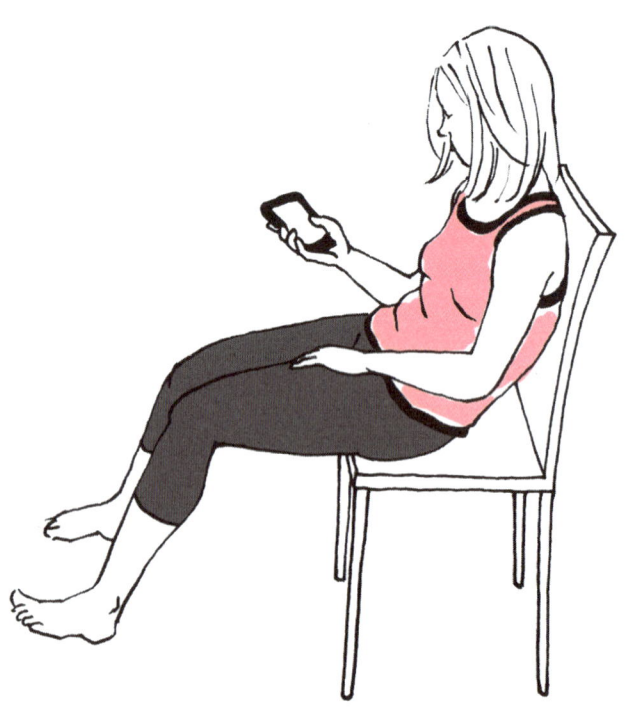

위에서 본 골반

자궁은 앞뒤와 좌우의 인대에 의해 골반과 연결되며, 공중에 매달리듯 떠 있다.

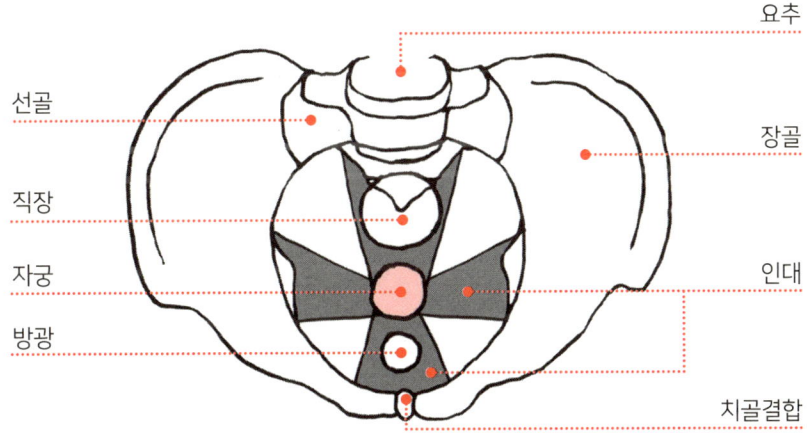

옆에서 본 골반

방광, 자궁, 직장은 몸 앞에서 뒤까지 하나로 이어진 인대와 바닥에서 지지하는 골반저근에 의해 지지되고 있다.

:: 정상적인 위치의 골반과 자궁 ::

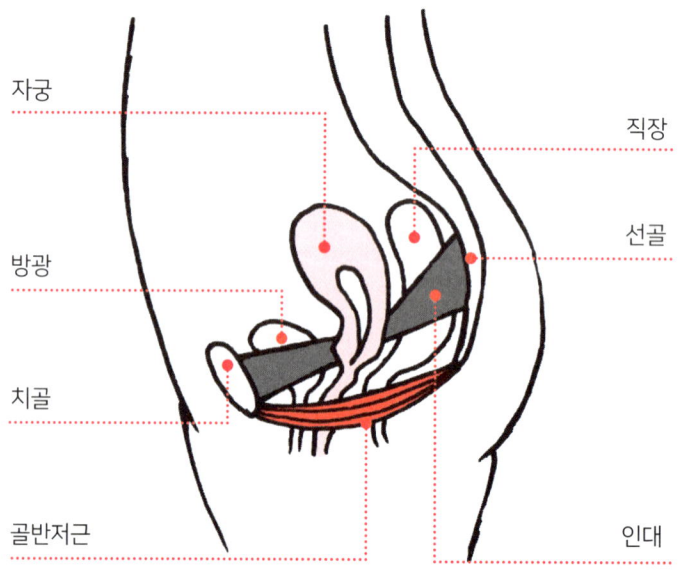

내장의 무게가 가해지거나 선골이 튀어나오면서 인대가 당겨지면 임신하지 않은 상태에서도 자궁이 처지기 쉽다. 평소 '선골 앉기' 등으로 골반이 틀어진 상태에서 임신이 진행되면 자궁이 처지고 골반, 허리에 통증이 생긴다. 또한 자궁뿐만 아니라 다른 내장기관도 함께 처지면서 방광, 직장이 압박을 받아 배뇨 간격이 짧아지고 변비가 생길 수 있다.

:: 골반 틀어짐으로 자궁이 처진 상태 ::

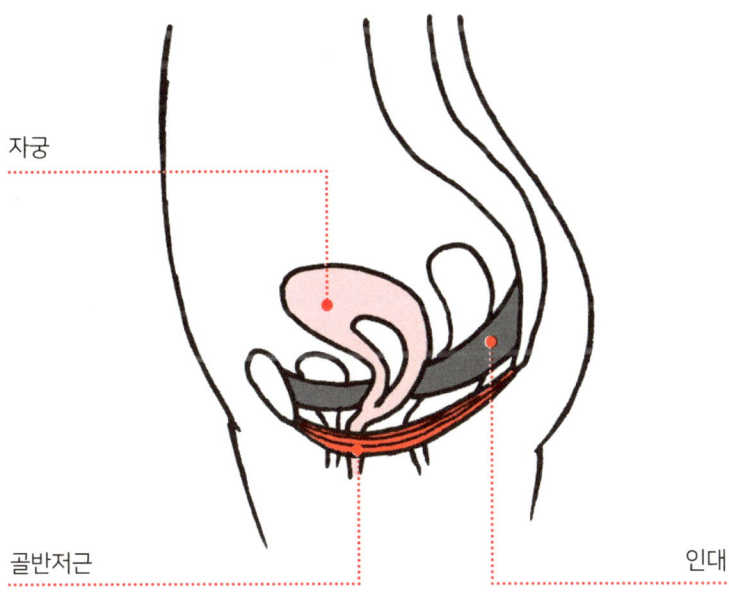

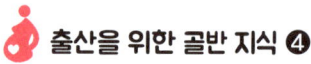出산을 위한 골반 지식 ❹

골반을 바로잡아야
순산한다

골반케어의 중요성을 이해하기 위해 또 하나 알아야 할 것이 있습니다. 바로 임신 초기부터 출산에 이르기까지 임신부의 몸에 분비되는 '릴랙신(relaxine, 출산을 촉진하는 호르몬)'이라는 호르몬의 역할입니다.

출산일이 가까워지면 약 10센티미터 크기의 아기의 머리가 자궁의 출구에서부터 질을 연결하는 산도를 빠져나올 수 있도록 릴랙신이 분비되어 골반의 결합을 느슨하게 합니다.

평소 자주 걷고, 인대도 강하며, 골반이 잘 조여 있는 사람이 출산하기 위해서는 릴랙신 호르몬이 반드시 필요합니다. 그래야만 골반 결합을 느슨하게 만드니까요.

하지만 대부분의 현대 여성은 어린 시절부터 걷기, 달리기, 점프하기 등의 운동을 충분히 경험하지 않고 자랐기 때문에 골반을 지지하는 인대가 원래부터 가늘고 힘도 약합니다. 그런 몸에 릴랙신이 분비되면 어떻게 될까요? 임신 초기부터 골반이 너무 느슨해지겠지요. 그래서 요즘 배가 나오지 않은 임신 초기부터 허리에 힘이 안 들어가고 자궁이 처진다거나 빠질 것 같다는 증상을 호소하는 임신부가 많습니다. 예전이라면 출산 직전에야 나타나던 증상이 지금은 임신 초기나 중기부터 나타나 고생하게 되는 것이지요.

골반이 건강한 사람은 서서 한쪽 다리를 든 채로 양말을 신을 수 있습니다. 그러나 많은 여성이 한쪽 다리를 드는 순간 비틀거리거나 아예 다리를 들지 못합니다. 이렇게 된 것은 골반이 틀어졌기 때문입니다. 골반을 바로잡을 필요가 있다는 신호이지요. 몸이 불편하다고 해서 걷지 않으면 근력이 점점 더 떨어지고, 그 상태에서 임신을 한다면 골반이 더욱 느슨해져서 일상생활이 힘들어질 수 있습니다.

또 골반이 너무 느슨해지면 임신부뿐 아니라 뱃속 아기에게도 불편을 줄 수 있습니다. 골반이 느슨해지면 골반이 넓어지면서 인대가 자궁 입구를 잡아당기게 됩니다. 아직 아기가 태어날 단계도 아닌데 자궁 입구가 많이 벌어지면 조기진통으로 인한 조산이 될 수도 있습니다.

지금까지 무서운 이야기만 한 것 같은데, **임신기를 건강하게 보내고 튼튼한 아기를 낳아 키우려면 태아가 자라는 환경인 자궁, 그리고 통과할 길(산도)의 형태를 만드는 골반을 바로잡는 것이 무엇보다 중요합니다.** 이 책에서는 골반을 바로잡기 위한 동작과 골반케어 방법에 대해 살펴보고자 합니다.

지금은 그 어느 때보다 임신, 출산을 비롯한 여성 건강 전반에 있어서 골반의 중요성과 관심이 높아지고 있습니다. 골반을 바로잡아줌으로써 조산율을 감소시키고, 산후 출혈을 억제할 수 있다는 연구 성과도 잇달아 보고되고 있습니다.

예나 지금이나 출산은 아기와 엄마 모두에게 매우 중대한 일입니다. 이제부터라도 조금 더 신경 쓰면 훨씬 순조롭고 원활하게 출산할 수 있습니다. 하루에 단 몇 분을 투자해 골반케어를 시작한다면 분명 힘들지 않고 아프지 않은 임신기를 보내고 순산할 수 있을 것입니다.

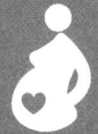 이것만은 꼭 지속하자!
틀어진 골반 바로잡기

순풍순풍
골반케어

CHAPTER
2

골반케어 기본 동작

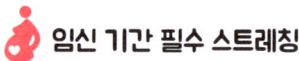 임신 기간 필수 스트레칭

골반케어 기본 동작은
매일 꾸준하게

이제 본격적으로 골반케어를 시작해봅시다.

임신 중기부터 출산 후까지 꾸준히 할 수 있는 골반케어 기본 동작으로는 '지지하기', '올리기', '바로잡기'가 있습니다.

먼저 '지지하기'는 천이나 골반 지지용 시판 제품(46쪽)을 사용해 골반 부위를 감싸 골반이 더 벌어지거나 느슨해지지 않도록 지지하는 것입니다. 근육과 인대가 단련되어 골반이 안정되어 있는 사람에게는 필요하지 않지만, 운동 부족인 요즘 임신부에게는 꼭 필요한 기본 동작입니다.

두 번째, '올리기'는 골반을 높여 처진 자궁과 내장을 들어올리는 동작입니다. '올리기'를 하면 처진 자궁과 내장이 제자리를 찾을 수 있지만 일상생활을 하다 보면 금방 되돌아옵니다. 따라서 이 동작을 매일 꾸준히 하는 것이 중요합니다.

세 번째, 골반을 들고 살살 흔들어서 골반과 주위 근육의 균형을 바로잡는 '바로잡기' 동작도 중요합니다.

이 3가지 기본 동작을 매일 꾸준히 실시하면 자세가 좋아지고, 뭉쳤던 배 주변 근육이 풀려 자궁 속 태아도 쾌적하게 지낼 수 있습니다. 또한 임신 중에 생기기 쉬운 배 당김, 빈뇨와 변비, 치질 등의 문제도 개선할 수 있습니다.

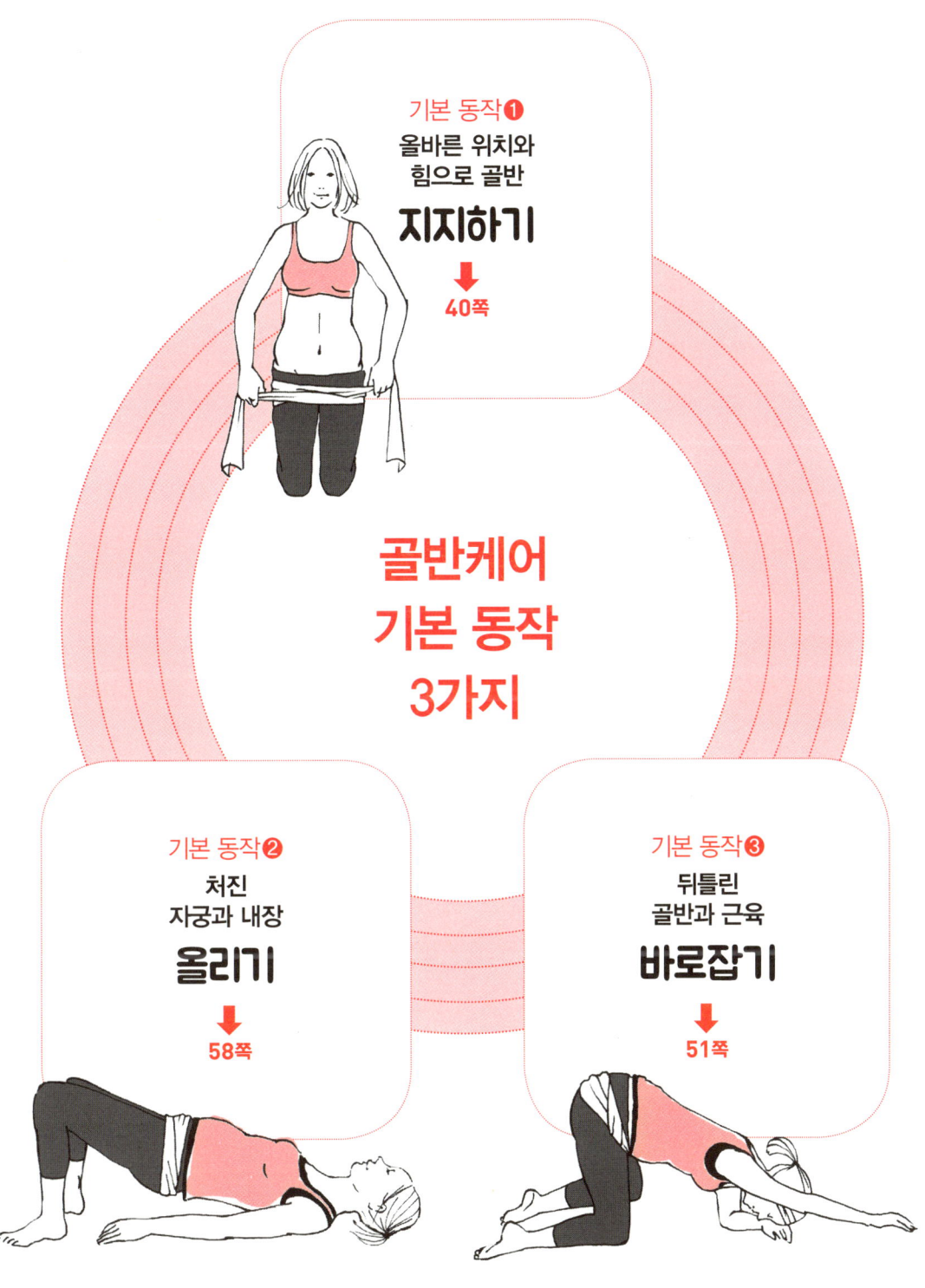

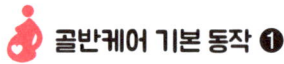 골반케어 기본 동작 ❶

골반을 천으로
감싸서 지지하기

임신부터 출산 후까지는 몸이 출산을 준비하므로 골반이 일생 중 가장 느슨해지고 불안정해지는 시기입니다. 골반이 지나치게 느슨해지는 것을 방지하고, 하루하루 통증 없이 기분 좋게 보내기 위해서는 골반을 지지하는 방법을 배워야 합니다.

골반을 제대로 지지하기 위해서는 천을 감는 '올바른 위치'를 알아야 합니다. 허리가 아닌 치골의 높이가 기준입니다. 치골보다 위쪽에 천을 감으면 지렛대의 원리가 작용해 골반이 더 느슨해지는 방향으로 벌어집니다. 그러니 천을 감을 때마다 위치가 맞는지 꼭 확인해야 합니다.

여기서는 초보자도 쉽게 할 수 있는 '무릎 서기' 자세에서 천을 감아 골반을 지지하는 방법에 대해 살펴보겠습니다.

무릎으로 서면 자연스럽게 엉덩이가 조여지기 때문에 골반을 지지하기 좋은 상태가 됩니다. 처음에는 익숙하지 않아도 몇 번 반복하다보면 자신에게 가장 잘 맞는 감기 강도와 방법을 익힐 수 있을 것입니다.

그리고 골반을 지지하기 위한 전용 제품(46쪽)이 시판되고 있는데, 이런 제품을 구입하기 전에 집에 있는 천을 이용하여 방법을 익혀보세요.

천을 이용한 골반 지지법

골반에 천을 감을 때는 '올바른 위치'와 '힘 조절'이 중요합니다.
천은 자신이 편하게 느껴지는 방향으로 감으면 됩니다.

> **준비물 : 얇은 무명천 혹은 기저귀용 천 2.5~3미터**
> 천을 두 번 접어 사용한다. 자신에게 맞게 폭을 조절한다.

골반을 지지하기 위해 천을 감는 위치는
허리보다 상당히 아래쪽이라는 것을 기억하세요.

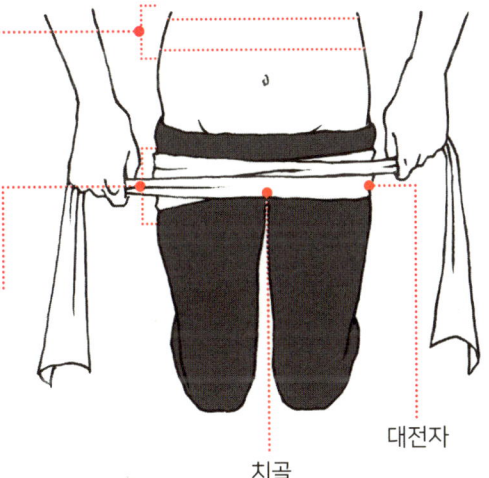

✕ 장골이 뻗어 있는 부분과 배꼽보다 위쪽을 압박하면 안 된다. 그보다 위쪽에 감으면 골반 아래쪽에 있는 좌골을 넓혀 자궁이 처지게 된다.

○ 치골과 대퇴골 상단 바깥쪽의 대전자를 따라 감는다. 언더헤어 부분을 기준으로 삼으면 된다.

대전자
치골

※ **천을 감은 강도 체크하기**
천을 감은 후 의자나 바닥에 앉았을 때 꽉 끼거나 힘들다고 느껴지면 너무 세게 감은 것입니다. 다시 천을 풀어 조금 더 느슨하게 감으세요.

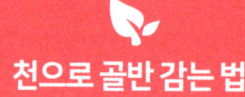
천으로 골반 감는 법

뒤에서 앞으로 감기

천을 엉덩이부터 감아 치골 높이로 가져온다.

무릎으로 선다. 천을 뒤에서 앞으로 감아 정면에서 교차시킨다. 천이 치골(언더헤어가 있는 부분)과 대전자(대퇴골 상단 바깥쪽의 돌기)를 따라 감겨 있으면 올바른 위치다.

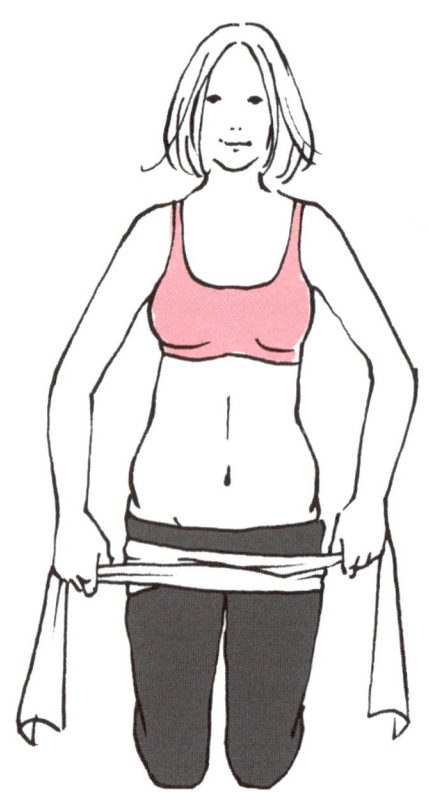

2

천을 두 손으로 잡아당기면서 무릎으로 탕탕 하고 제자리걸음을 한다.

천을 허리 주위에 딱 맞춘다고 생각하면서 무릎으로 제자리걸음을 한다. 제자리걸음과 동시에 골반이 조여지므로 천에 여유가 생기는 만큼 다시 잡아당긴다. 이때 천의 높이가 어느 한쪽으로 기울어지지 않고 수평을 유지하도록 주의한다.

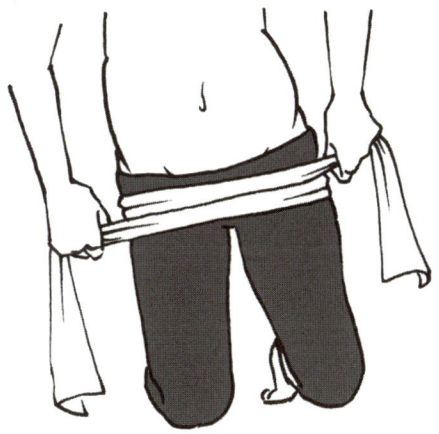

3

천의 끝을 끼워 넣는다.

잡아당긴 힘을 유지하면서 천의 끝을 엉덩이와의 틈새에 끼워 넣는다. 두 번 감으면 움직여도 빠지지 않는다.

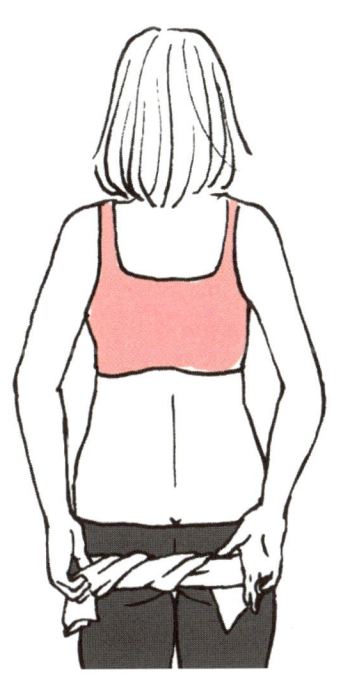

:: **효과**
- 치골이 조여진다.

:: **적합한 사람**
- 천장을 보고 누우면 치골이 들뜬다.
- 양말을 신기가 힘들다.
- 다리 근원부가 아프다.

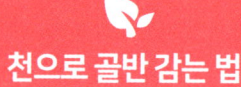

앞에서 뒤로 감기

천의 가운데 부분을 치골 앞으로 가져온다.

무릎으로 선다. 천의 가운데 부분을 치골 위쪽에 둔다.

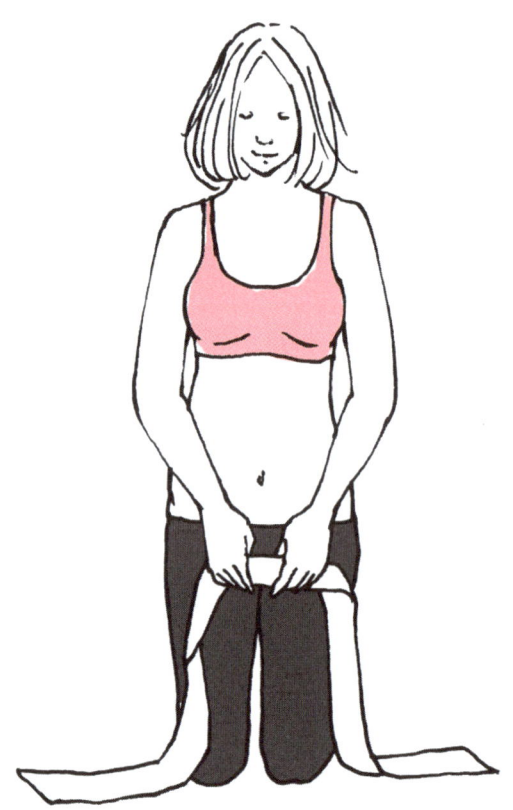

2

천을 뒤에서 교차시키고, 두 손으로 잡아당긴 후 무릎으로 탕탕 하고 제자리걸음을 한다.

두 손을 뻗어 천을 잡고 ①에서 맞춘 높이가 어긋나지 않도록 주의하며 뒤로 감아 엉덩이에서 교차시킨다. 이 상태에서 무릎으로 제자리걸음을 하며 조금씩 천을 잡아당겨 엉덩이에 딱 맞춘다.

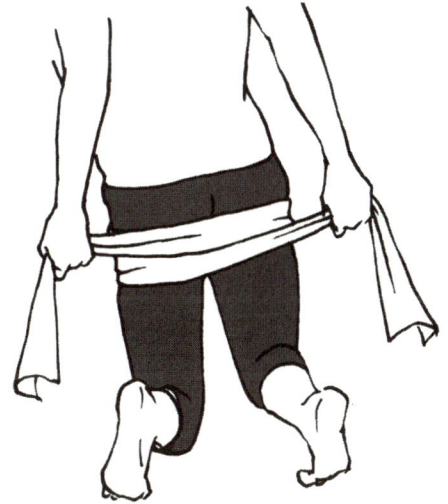

3

천의 끝을 끼워 넣는다.

몸의 앞쪽에서 천의 끝을 끼워 넣는다. 두 번 감으면 확실히 고정시킬 수 있다.

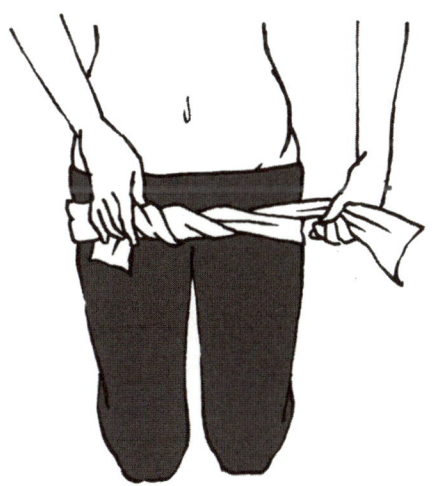

:: **효과**
- 선골이 조여진다.

:: **적합한 사람**
- 요통이 있다.
- '뒤에서 앞으로 감기'를 해봤더니 편하지 않다.

골반 지지에 편리한 제품

명칭	착용 시기	효과	구입처
토코짱 벨트	임신 중 ~ 출산 후	• 느슨해진 골반을 지지하는 골반 전용 벨트로 임신부터 산후까지 느슨해진 골반과 허리를 지지함. • 요통, 엉덩이와 꼬리뼈의 통증, 치골 결합이 틀어진 분에게 좋음. • 용도와 대상에 따라 3가지 종류가 있음. '벨트 II'는 임신부에게 가장 효과가 좋아 널리 쓰임. '벨트 I'은 치골 통증이 있는 사람에게 적합. 골반 뒤에서 앞으로 지지하면서 치골 쪽을 단단히 모아줌.	• 일본 토코짱닷컴 https://tocochan.com/products/detail/255 • 일본 아마존, 라쿠텐 등 오픈마켓 • 사이즈: S, M, L, LL • 가격: 6천~8천 엔대
건미 벨트	임신 중 ~ 출산 후	• 통기성이 뛰어난 부직포로 된 일회용 벨트로 편하게 골반을 지지함. • 임신 중, 분만 중, 출산 직후 골반케어 할 때 단독으로 사용 가능. • 뒤에서 앞으로 감을 때 치골 결합을 지지함. • 앞에서 뒤로 감을 때 선장 관절을 지지함.	• 일본 토코짱벨트 아오바 http://tocochan.jp/contents/goods/kenbibelt.php • 일본 아마존, 라쿠텐 등 오픈마켓 • 사이즈: 폭 7.5cm, 길이 280cm • 가격: 2매입 8백 엔대
산전 복대	임신 중기 ~ 만삭	• 임신 5개월 이후 무거워진 배를 받쳐주고 배 처짐을 방지하는 임신부 복대. • 허리를 강하게 지지하여 통증 잡아줌. 하복부 쏠림 방지.	• 마미즈 http://www.mamiz.co.kr/shop/main/index.php • 네이버스토어팜, 롯데홈쇼핑 등 10여 군데 오픈마켓 • 사이즈: S, M, L, XL • 가격: 2만~4만 원대
산후 복대	출산 3주 이후~ 출산 후 2개월	• 출산 후 벌어진 골반을 눌러주어 틀어짐을 방지하고 몸매를 잡아주는 보정용 산모 복대. • 개인에 따라 출산 1주 후부터 착용 가능. • 체형에 맞춰 자유롭게 사이즈 조절 가능.	• 마미즈 http://www.mamiz.co.kr/shop/main/index.php • 네이버스토어팜, 롯데홈쇼핑 등 10여 군데 오픈마켓 • 사이즈: M, L, XL • 가격: 3만~5만 원대

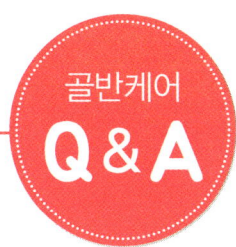

천 감기에 관한 궁금증

Q 골반을 감았던 천을 풀 때 주의해야 할 점이 있나요?

천을 감으면 느슨해진 골반이 지지되고 자궁이 올라가는데, 갑자기 확 풀게 되면 자궁이 털썩 내려가 자궁과 그 주위에 좋지 않은 영향을 줄 수 있습니다. 또 태아에게도 부담이 갈 수 있습니다. 따라서 천을 풀 때는 앉아서 엉덩이를 조인 후에 살살 풀도록 합니다.

Q 움직이는 동안에 천이 풀어지면 어떻게 하나요?

조금 느슨하다고 느껴지는 정도라면 앉을 때 필요한 여유이니 그대로 두어도 됩니다. 하지만 풀려서 아래로 내려올 정도라면 늘어나 있던 근육이 바르게 기능하고 골반을 올려주기 시작했다는 증거입니다. 다시 천을 세게 감아주면 됩니다.

Q 움직이는 동안에 천이 갑갑하게 느껴지면 어떻게 하나요?

일시적으로 올라갔던 내장이나 자궁이 다시 처졌다는 증거입니다. 다시 한 번 천을 잘 감고 '엉덩이 살랑살랑 한 팔 뻗기'(52~55쪽) 동작으로 내장과 자궁을 들어올립니다.

Q 복대를 하는 경우에는 어떤 순서로 감으면 될까요?

아랫배를 따뜻하게 하기 위해 복대를 하는 경우 '복대하기' → '천으로 골반 지지하기' → '하의 착용' 순서로 합니다. 이렇게 하면 화장실에서도 복대째 위로 올리기만 하면 천을 풀지 않아도 됩니다. 임신 중에는 골반이 느슨해져서 화장실에서 살짝 힘을 주기만 해도 자궁이나 내장이 처질 수 있습니다. 그러니 화장실에 갈 때도 되도록 천을 풀지 말고 골반을 지지해주세요.

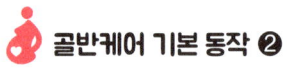 **골반케어 기본 동작 ❷**

허리 들어
골반 올리기

　천으로 골반을 감은 후 천장을 보고 눕습니다. 그 상태에서 엉덩이와 허리를 들어 올려 골반을 높여주는 자세를 취합니다. 이 자세를 '골반고위'라고 하며, 내려간 내장과 자궁을 올릴 수 있습니다.

　골반 올리기를 하면 골반저근에 가해지는 압박이 해소되고 뭉치기 쉬운 배도 편안하게 둥글어집니다. 이 타이밍에 해야 할 것이 바로 '항문 조이기'입니다. 대개 서 있는 상태에서는 '엉덩이를 조인다는게 뭔지 잘 모르겠다'고 하는 사람도 이 자세에서는 내장의 무게에서 해방된 덕에 조이는 감각을 쉽게 느낄 수 있습니다.

　항문을 조인 상태에서 8까지 센 후 다시 8까지 세면서 힘을 뺍니다. **항문을 조였다가 풀어주는 이 동작을 세트로 실시하면 골반저근을 단련할 수 있습니다.**

　골반저근을 단련하면 자궁을 지지하는 힘이 생겨 태아가 잘 처지지 않게 되고 조산을 예방할 수 있습니다. 배뇨나 배변 시에는 복압이 작용하여 자궁이 처지기 쉽습니다. 따라서 화장실에 다녀온 후 잊지 않고 '항문 조이기'를 하면 빈뇨, 요실금, 치질을 예방하는 효과도 볼 수 있습니다.

자궁을 올려 조산을 예방하는 동작

골반 높이 올리고 항문 조이기

※1초에 1센티미터 정도로 천천히 움직인다.

천장을 보고 누워서 엉덩이와 허리를 들어올린다.

골반에 천을 감은 상태에서 천장을 보고 눕는다. 무릎을 세운 후 견갑골과 팔로 몸을 지탱하면서 엉덩이를 들어올린다.

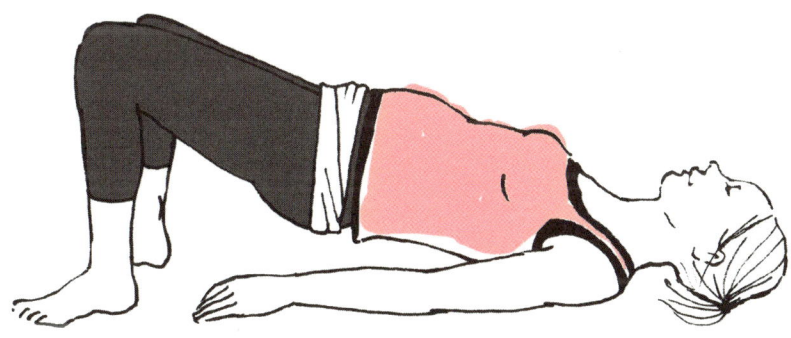

'골반고위' 자세

자궁을 올려 조산을 예방하는 동작

②

항문을 조인다.

1부터 8까지 천천히 세면서 항문을 조인다. 다시 8까지 세면서 항문을 풀어준다.

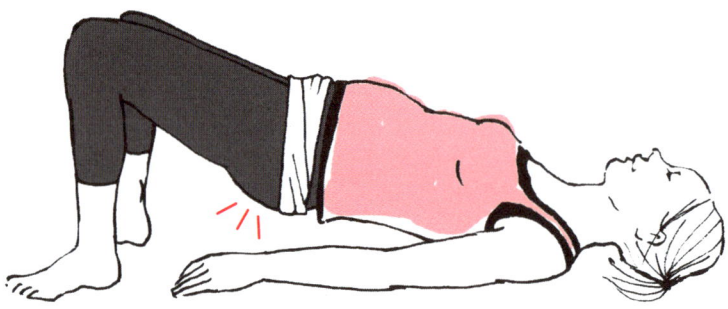

여기에 효과적!

- 내장과 자궁을 들어올려서 조산을 예방한다.
- 골반저근을 단련해 자궁을 지지하는 힘이 생기며, 요실금과 치질 등의 문제를 예방한다.

TIP 잘 안 되는 사람은

엉덩이를 들어올리지 못할 때는 접은 방석이나 큰 쿠션을 엉덩이 아래에 깔면 좋다.

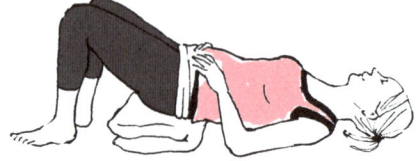

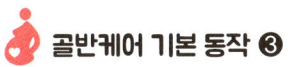

골반케어 기본 동작 ❸

골반과 근육
균형 잡기

　골반을 높여 내장을 들어올리는 '골반고위' 자세를 취해도 전혀 자궁이 올라가는 느낌이 들지 않는다는 임신부에게 "엉덩이를 올리고 양옆으로 살랑살랑 흔들어보는 건 어때요?"라고 조언했더니 아주 효과가 좋았던 경험에서 탄생한 동작이 바로 '엉덩이 살랑살랑 한 팔 뻗기'입니다.

　엉덩이를 올리고 골반을 흔들면 내려간 자궁이 서서히 올라갑니다. 게다가 한 팔씩 뻗는 동작을 하면 뭉친 견갑골과 늑골 주위가 풀리면서 깊은 호흡도 가능해지지요. 몸을 움직이면서 골반뿐만 아니라 몸 전체의 근육도 균형을 잡을 수 있습니다.

　이것으로 골반케어 기본 동작 3가지를 다 배웠습니다.

　처음에 골반을 천으로 감았을 때와 이 동작을 한 후를 비교하면 내려가 있던 내장이 올라가면서 딱 맞게 감았던 천에 약간의 여유가 생기기도 합니다.

　'엉덩이 살랑살랑 한 팔 뻗기' 자세가 힘들면 '똑바로 누운 자세'(54~55쪽)를 보고 따라해보세요. 또 '옆구리 문지르며 팔 굽혔다 펴기'(56~57쪽)는 골반을 바로잡는 효과가 있습니다.

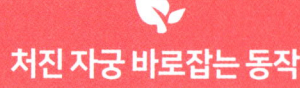

처진 자궁 바로잡는 동작

엉덩이 살랑살랑 한 팔 뻗기
(네 발 기기 자세)

※ 1초에 1센티미터 정도로 천천히 움직인다.

네 발 기기 자세를 하고 엉덩이를 들어올린 후 좌우로 살살 흔든다.

무릎과 팔꿈치를 바닥에 댄다. 엉덩이를 들어올린 후 움직일 수 있는 범위 내에서 좌우로 천천히 흔든다. 엉덩이만 흔드는 것이 어려울 때는 몸 전체를 흔들어도 된다.

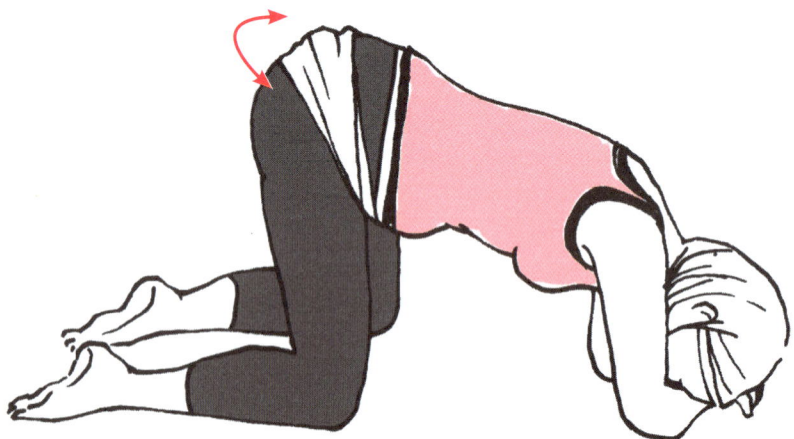

2

같은 자세로 한 팔을 앞으로 뻗는다.

엉덩이를 계속 흔들면서 한 팔을 앞으로 똑바로 뻗는다. 8까지 센 후 뻗은 팔을 ①의 자세로 되돌린 후 8까지 센다. 다음으로 반대쪽 팔을 뻗어 똑같이 한다. 좌우 3회씩 반복한다.

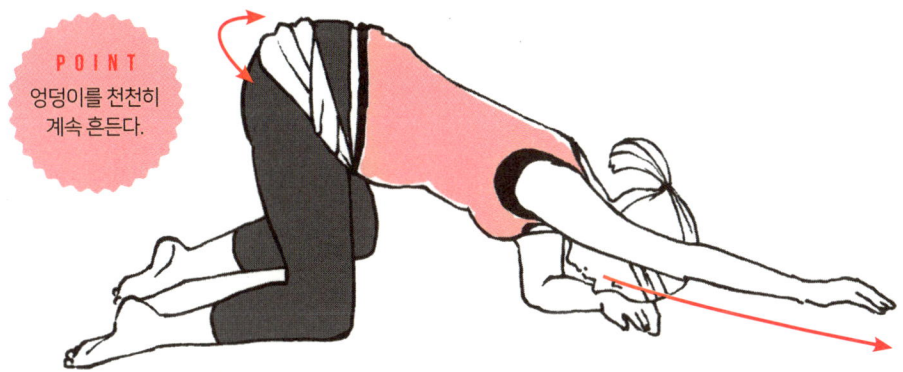

POINT
엉덩이를 천천히 계속 흔든다.

여기에 효과적!
- 골반 주위를 풀어 자궁의 위치를 바로잡는다.
- 내려간 자궁을 본래의 위치로 되돌린다.
- 출산 중 아기가 산도를 통과하기 쉽게 도와준다.

 TIP 잘 안 되는 사람은

팔을 뻗는 것이 힘들 때는 그림처럼 팔을 바닥에 눕힌다. 이때도 엉덩이는 계속 천천히 흔들어준다.

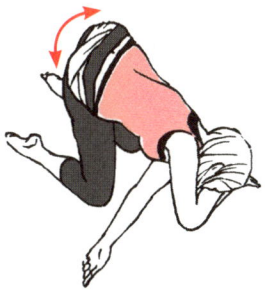

처진 자궁 바로잡는 동작

엉덩이 살랑살랑 한 팔 뻗기
(똑바로 누운 자세)

※ 52쪽의 자세를 하기 힘들 때 하면 좋다.
※ 1초에 1센티미터 정도로 천천히 움직인다.

골반을 살짝 높여준 뒤 엉덩이를 흔든다.

천장을 보고 누운 후 무릎을 세운다. 방석을 접어 엉덩이 아래에 깔아 골반을 높여준다. 엉덩이를 좌우로 살살 흔든다.

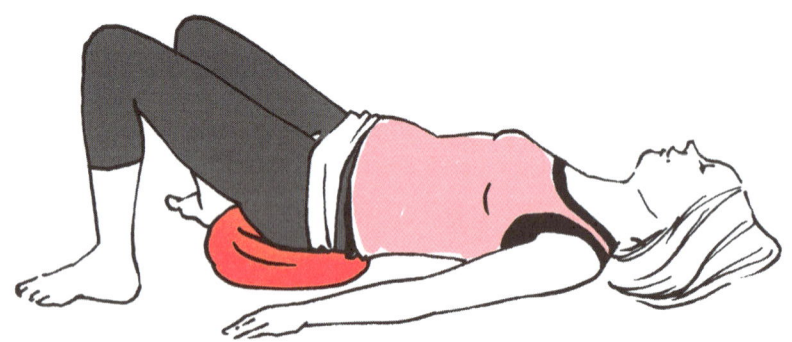

한 팔을 위로 똑바로 뻗는다.

엉덩이를 흔들면서 한 팔을 위로 뻗는다. 8까지 센 후 뻗은 팔을 ①의 자세로 되돌린 후 8까지 센다. 다음으로 반대쪽 팔을 뻗어 똑같이 한다. 좌우 3회씩 반복한다.

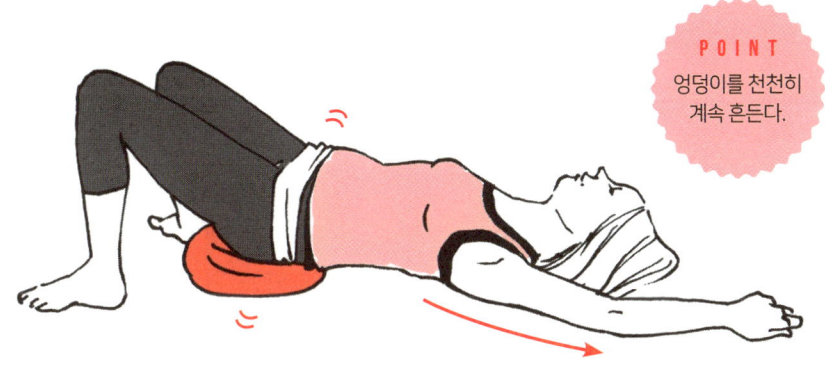

POINT
엉덩이를 천천히 계속 흔든다.

베개는 NG!

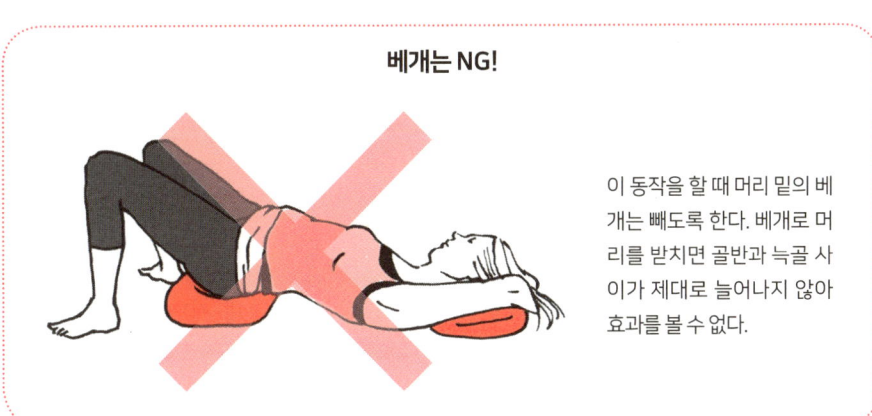

이 동작을 할 때 머리 밑의 베개는 빼도록 한다. 베개로 머리를 받치면 골반과 늑골 사이가 제대로 늘어나지 않아 효과를 볼 수 없다.

태아가 편안하도록 자궁 공간 넓히는 동작

옆구리 문지르며
팔 굽혔다 펴기

옆구리를 문지르면서 움츠린다.

팔꿈치를 굽히고 옆구리를 문지르면서 8까지 세며 겨드랑이를 움츠린다.

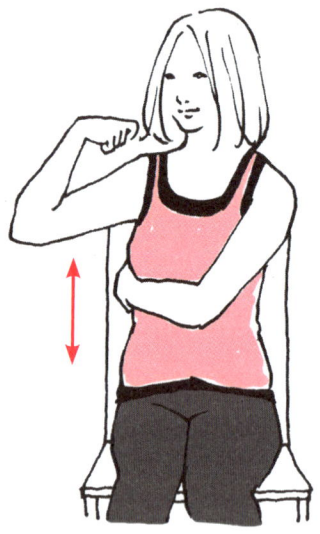

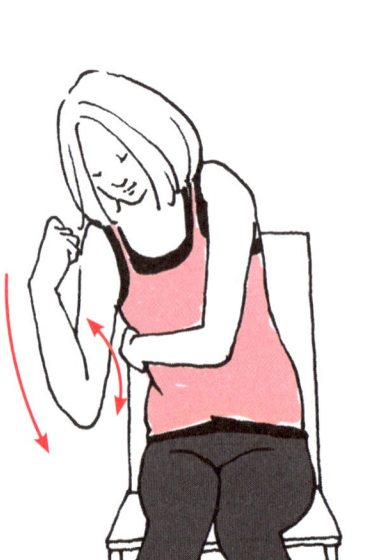

여기에 효과적!

- 골반을 지지하는 좋은 자세를 자연스럽게 취할 수 있다.
- 자궁의 공간이 넓어져 태아가 편안해진다.

② 옆구리를 문지르면서 편다.

원래 자세로 돌아온 후 8까지 세면서 겨드랑이를 쭉 펴고, 마찬가지로 옆구리를 문지른다. 움츠리는 동작을 3회, 펴는 동작을 1회 실시하고 반대쪽도 똑같이 진행한다.

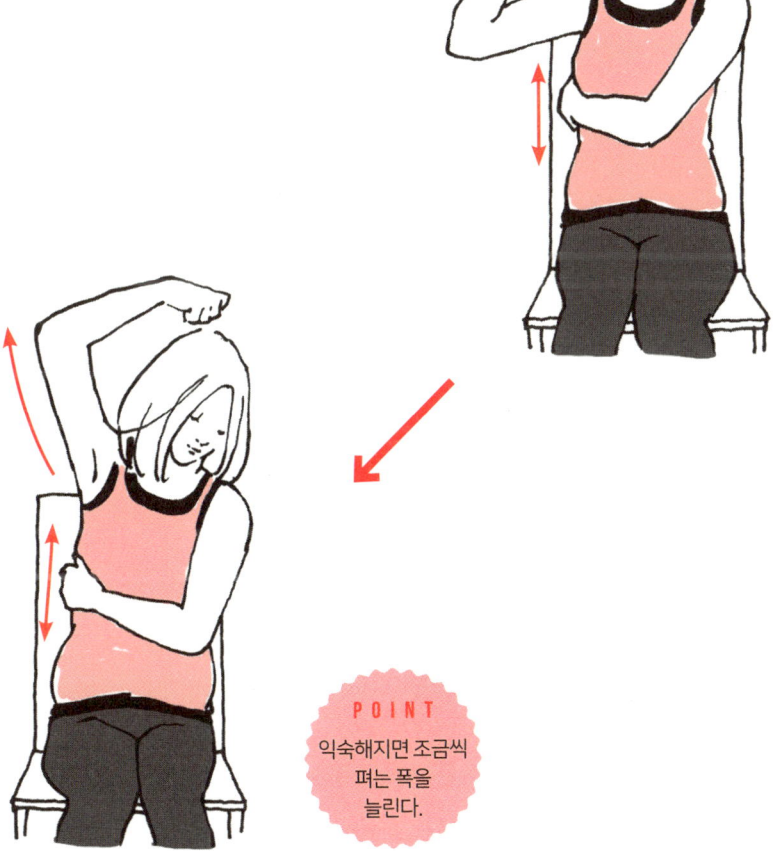

POINT
익숙해지면 조금씩 펴는 폭을 늘린다.

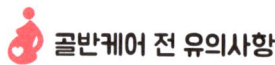 골반케어 전 유의사항

고무줄 자국

'처진 자궁을 올리고 순산하고 싶다'는 마음으로 **골반케어를 시작하기 전에 주의할 점이 있습니다. 바로 '고무줄 자국'입니다.**

임신부용 팬티나 치마, 속바지, 거들, 복대 등 우리는 고무줄이 들어간 옷을 의식하지 못한 채 입고 있습니다. 여러분의 몸을 한번 살펴보세요. 생각보다 많은 고무줄 자국을 발견할 수 있을 것입니다. 특히 복대는 몸에 많은 자국을 남깁니다.

이처럼 임신부용 옷이나 복대 등은 아무리 고무줄 힘이 약하다고 해도 오랜 시간 입거나 착용하면 자기도 모르는 사이에 자궁을 압박하고 태아에게 영향을 미치게 됩니다.

따라서 임신을 확인한 날부터 속바지는 가급적 작은 것을 입어 배를 누르지 않도록 하고, 바지 등 하의 고무줄은 옆의 그림을 참고하여 천을 감은 위치까지 내려주는 것이 좋습니다.

배에 고무줄 자국이 있다면?

목욕하기 전에 옷을 벗고 배에 고무줄 자국이 있는지 확인해봅시다.
임신 초기부터 배를 느슨하게 감싸주는 옷을 입는 것이 좋습니다.

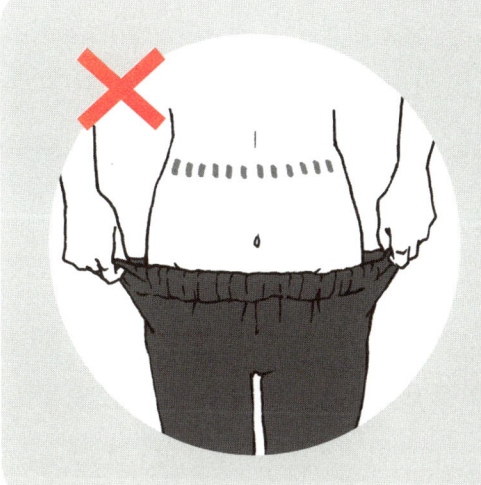

높은 위치에 고무줄 자국이 있으면 주의!

허리나 골반의 윗부분을 조이는 높이에 고무줄 자국이 생겼다면 주의가 필요하다. 고무줄이 자궁을 눌러서 압박을 가할 수 있기 때문이다.

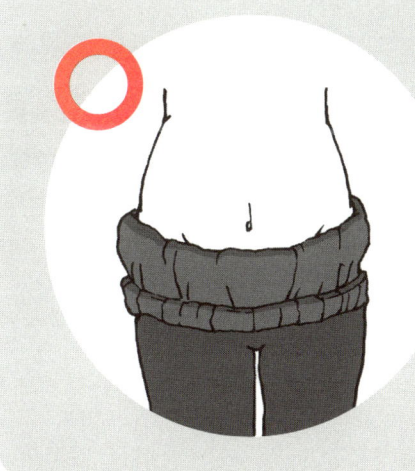

속옷도, 겉옷도 배를 느슨하게 감싸주는 것으로!

허리나 골반의 윗부분에 강한 힘이 가해지는 속옷이나 겉옷은 피하도록 한다. 전체적으로 느슨하게 배를 감싸주는 것을 고르고, 언더헤어의 조금 위쪽에 고무줄 부분이 오도록 옷을 접어준다.

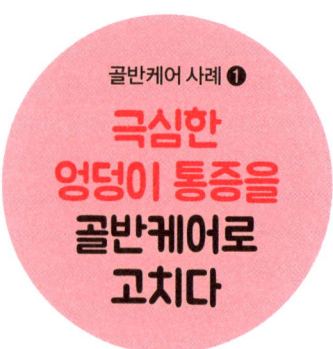

골반케어 사례 ❶
극심한 엉덩이 통증을 골반케어로 고치다

임신 9개월 정도의 임신부가 갓 태어난 아기 사슴처럼 비틀거리며 접수대를 잡고 서 있었습니다. 그녀는 장을 보고 운전석에 올라탄 순간 엉덩이에 극심한 통증이 왔다고 했습니다. 골반이 느슨해진 상태에서 차의 좌석에 엉덩이를 반쯤 걸치면 한쪽 선장관절이 위아래로 심하게 무너지는 일이 있는데, 그것이 원인인 것 같았습니다. 겨우 침대에 눕혔지만 한동안 일어나지 못했습니다. 여러 가지 방법을 시도해보다가 **'무릎 넘어뜨리기'** (102~103쪽) 동작을 한 뒤 가까스로 일어날 수 있게 되었지만, 당시의 저는 골반케어를 배운 지 얼마 되지 않아서 통증을 줄여줄 수 없었습니다. 저의 부족함을 통감했지요.

하지만 일주일 후, 총총걸음으로 걷는 그 임신부를 우연히 만나게 되었습니다. 저는 놀라서 어떻게 나았는지를 물었지요. 그녀는 "집에 돌아간 후로도 통증 때문에 잠을 못 잤어요. 그래서 가르쳐주신 동작을 밤새 계속했지요. 그러자 통증도 사라지고 몸도 한결 가벼워졌어요. 그 동작, 정말 효과가 대단해요!"라고 대답하는 것이 아니겠습니까.

저는 "계속하신 당신이 더 대단합니다"라고 말해주었습니다. 골반케어는 꾸준히 실천하면 정말로 몸이 반응한다는 것을 실감하게 된 사건이었습니다.

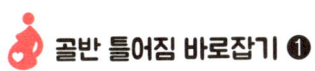 골반 틀어짐 바로잡기 ❶
골반 틀어짐의 원인

앞에서 골반을 바로잡는 법에 대해 간단히 알아보았습니다. 그렇다면 왜 골반이 틀어지는 것일까요? '앉는 자세로 인한 골반의 틀어짐'에 대해서 살펴보도록 하겠습니다.

늘 한쪽으로 다리를 모아 옆으로 앉는 사람은 반대쪽으로도 앉아보세요. 반대쪽으로 앉는 자세가 불편하거나 잘 되지 않는다면 골반 근육의 좌우가 다르다는 증거입니다. 한쪽 근육은 계속 늘어나기만 했고 또 한쪽은 움츠려 있는 상태여서 반대쪽으로 앉으면 움츠린 쪽의 근육이 뻗치면서 편하게 앉을 수가 없는 것입니다.

이처럼 골반 근육에 좌우 차이가 있으면 그 힘에 끌리듯이 골반 뒤쪽의 선골이 휘어집니다. 그러면 태아가 지내는 장소인 골반 안쪽에 올록볼록한 형상이 생깁니다(옆 그림). 골반은 원래 안쪽이 매끄러운 타원형(31쪽 그림 참조)인데, 올록볼록한 형상이 생기면 자궁이 비뚤어지거나 태어날 때 아기가 걸려서 출산이 순조롭게 진행되지 못합니다.

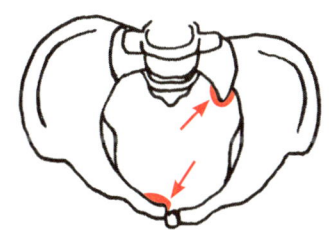

틀어진 골반
다리를 모아 옆으로 앉는 습관 등으로 인해 골반이 틀어지면 골반 안쪽에 올록볼록한 단차가 생긴다.

다리를 모아 옆으로 앉는 자세나 한쪽으로 다리를 꼬는 습관을 가진 사람은 '무릎 꿇고 옆으로 앉아서 꼬리 찾기'(62~63쪽)로 골반의 틀어짐을 바로잡아보세요.

골반 틀어짐 바로잡는 동작

무릎 꿇고 옆으로 앉아서 꼬리 찾기

무릎을 꿇고 앉아 두 손을 바닥에 댄다.

무릎을 꿇고 앉은 다음 두 손을 바닥에 댄다. 오른쪽과 왼쪽 중 어느 쪽이 뒤로 돌아보기 쉬운지를 확인하기 위한 동작이다.

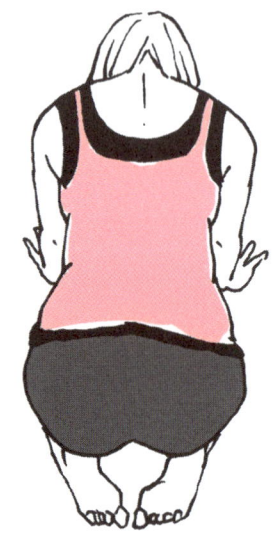

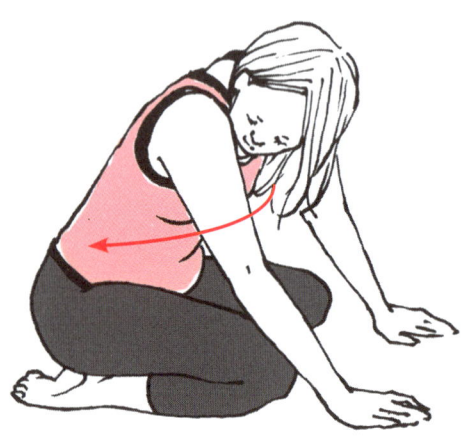

② '꼬리'를 찾듯이 뒤돌아본다.

①에서 뒤돌아보기 쉬웠던 쪽부터 시작한다. 엉덩이에 꼬리가 나 있다고 생각하고 뒤를 돌아본다. 이때 반대쪽 엉덩이가 바닥에서 너무 뜨지 않도록 주의한다. 그대로 8까지 숫자를 센다. 힘을 빼고 ①의 자세로 되돌아가서 8까지 세고 휴식한다. 이것을 3회 반복한다. 반대쪽으로도 1회 진행한다.

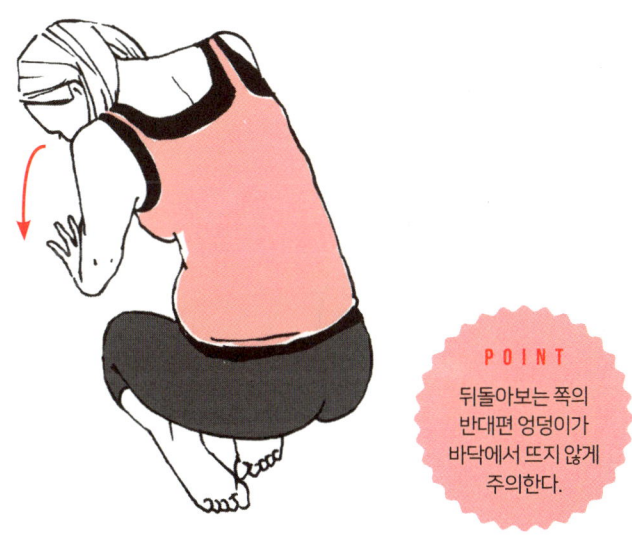

POINT
뒤돌아보는 쪽의 반대편 엉덩이가 바닥에서 뜨지 않게 주의한다.

여기에 효과적!
- 골반의 좌우 틀어짐을 바로잡는다.
- 산도의 변형을 예방하여 원활한 출산을 돕는다.
- 무릎의 통증을 완화한다.

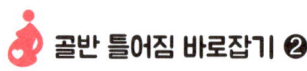 골반 틀어짐 바로잡기 ❷

튀어나온 선골
바로잡기

딱딱한 바닥에 누웠을 때 뼈가 닿아서 배기고 아픈 사람은 없나요? 그것은 골반 뒤쪽에 있는 역삼각형의 뼈인 '선골'이 틀어지거나 바깥쪽으로 튀어나와 있기 때문입니다. 원인의 대부분은 선골의 앞쪽 끝을 의자의 앉는 면에 의지하는 습관인 '선골 앉기'(30쪽) 때문입니다. 선골이 튀어나오면 치골도 본래의 위치보다 앞으로 튀어나오기 쉬워서 천장을 보고 누웠을 때 치골이 들뜬 것처럼 보입니다.

골반의 앞쪽이나 뒤쪽이 틀어지면 진통이 심해져도 자궁 입구가 좀처럼 열리지 않거나 비틀어진 선골이나 치골에 아기가 걸려서 출산이 길어지는 일이 많으니 서둘러 바로잡는 것이 좋습니다.

이런 선골의 틀어짐을 바로잡기 위해 무릎을 안고 앞뒤로 뒹굴뒹굴 몸을 움직이는 '오뚝이처럼 엉덩이 뒹굴뒹굴하기'를 추천하는데, 선골에 통증이 있으면 이 동작이 잘 되지 않습니다. 그래서 난이도에 따라 3단계로 나누어 소개했습니다. 최종적으로는 중급편(68~69쪽) 동작이 가능하도록 매일 밤 자기 전에 습관처럼 실천해보세요.

선골 바로잡는 동작

오뚝이처럼 엉덩이 뒹굴뒹굴하기

완전 초급편

엉덩이의 튀어나온 부분에 손수건을 접어서 깔고 몸을 흔든다.

천장을 보고 누웠을 때 딱딱하게 만져지는 선골 부위에 손수건을 댄 후 무릎을 세우고 눕는다. 선골이 아프지 않을 정도로 손수건의 두께를 조절한다. 그대로 몸을 앞뒤 좌우로 기분 좋을 만큼 흔든다.

POINT

선골에 대는 손수건은 생리대 정도의 얇은 두께와 크기를 기준으로 생각하면 된다. 너무 두꺼우면 선골에 주어지는 자극이 강해지므로 주의한다.

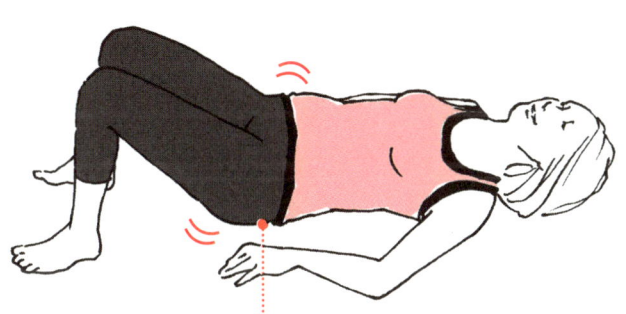

여기에 효과적!

- 치골과 엉덩이의 통증을 개선한다.
- 산도 변형의 원인이 되는 치골과 선골의 틀어짐을 바로잡는다.
- 기상과 취침 시의 요통을 개선한다.

선골 바로잡는 동작

오뚝이처럼 엉덩이 뒹굴뒹굴하기

초급편

양 무릎을 세우고 두 손을 엉덩이 뒤에 놓는다.

무릎을 세우고 앉아서 두 손을 뒤에 놓고 몸을 지지한다.
턱이 들리지 않도록 살짝 잡아당긴다.

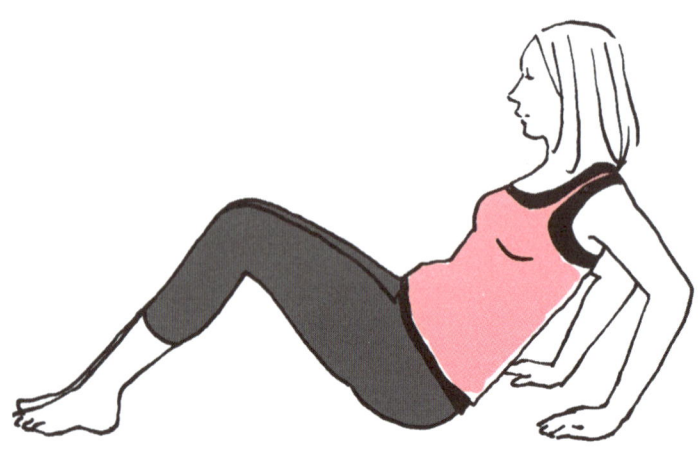

② 아프지 않을 정도로 몸을 기울인 후 흔든다.

두 손으로 지지한 채 아프지 않을 정도로 뒤로 몸을 기울인 후, 선골을 의식하면서 몸을 작게 앞뒤로 흔든다. 익숙해지면 조금씩 몸을 더 기울어지게 하고, 가능하면 다리를 한쪽씩 들고 흔든다.

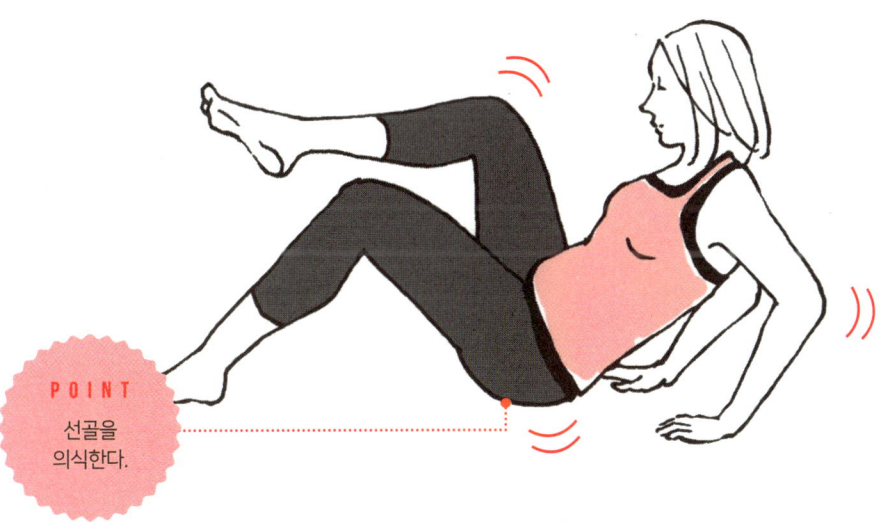

POINT
선골을 의식한다.

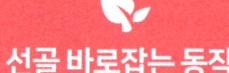

오뚝이처럼
엉덩이 뒹굴뒹굴하기

중급편

등 밑에 지지물을 넣는다.

수유용 쿠션이나 방석처럼 기댈 수 있는 물건을 준비한다.
거기에 등을 기대고 한쪽 무릎을 끌어안는다.

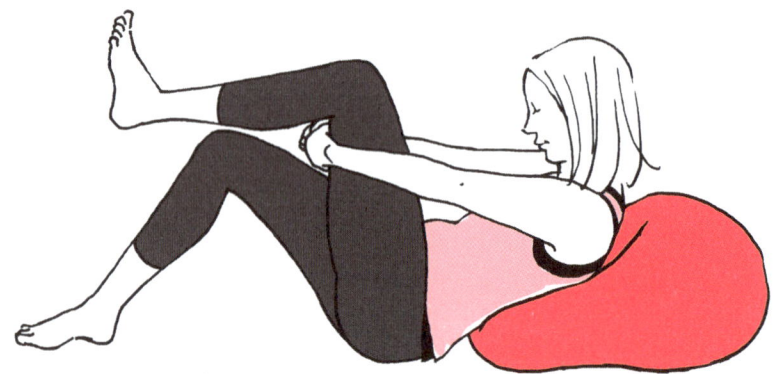

② 다리의 반동을 이용해 일어난다.

무릎을 안은 다리를 내리는 반동을 이용해 일어난다. 3회 실시한 후 반대쪽 무릎을 안고 똑같이 진행한다.

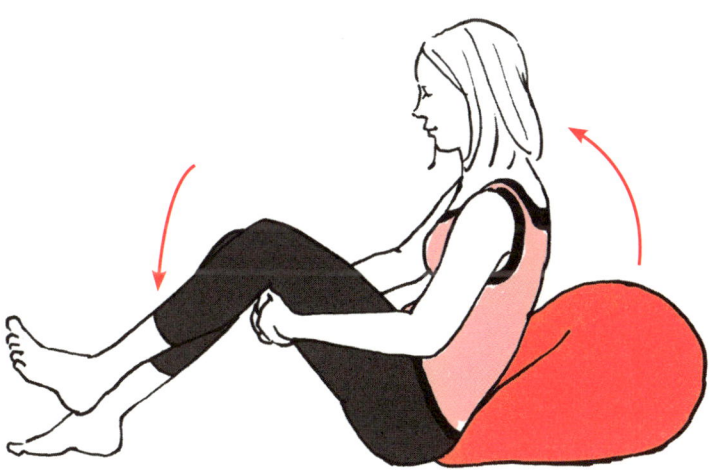

태아를 편안하게 하는 자세

 올바른 자세

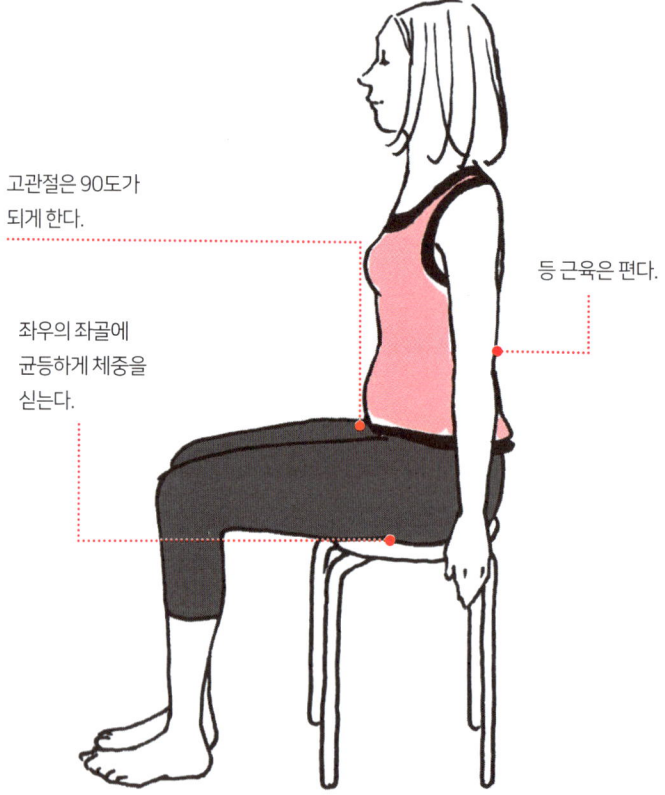

고관절은 90도가 되게 한다.

좌우의 좌골에 균등하게 체중을 싣는다.

등 근육은 편다.

등 근육을 펴고 앉으면 늑골과 골반의 거리가 넓어져 자궁 내의 태아도 쾌적해진다. 바른 자세가 몸에 익으면 출산 후의 수유도 쉬워진다.

태아를 불편하게 하는 자세

 피해야 할 자세 ❶ **선골 앉기**

의자에 얕게 걸터앉아 골반 뒤쪽에 있는 선골에 체중을 실은 자세. 선골이나 미골이 틀어지고 치골도 튀어나온다. 산도 변형의 원인이 된다.

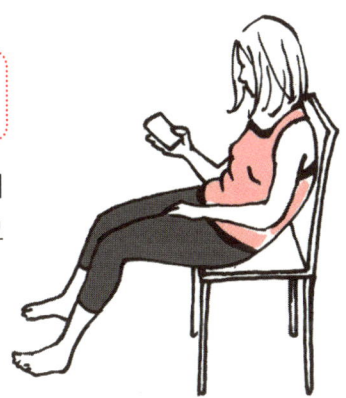

 피해야 할 자세 ❷ **W자 앉기**

다리를 양쪽으로 벌리고 앉는 자세. 골반 아래쪽에 있는 좌골에 체중이 실리면서 좌골이 벌어지고 골반이 틀어져서 태아가 처지기 쉽다.

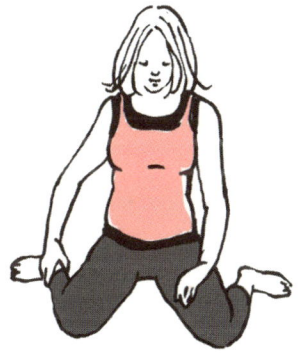

 피해야 할 자세 ❸ **한쪽으로 다리 모아 옆으로 앉기**

다리를 한쪽으로 모아서 앉는 자세. 골반의 좌우가 달라져 자궁 불균형의 원인이 될 뿐만 아니라 산도를 변형시킨다.

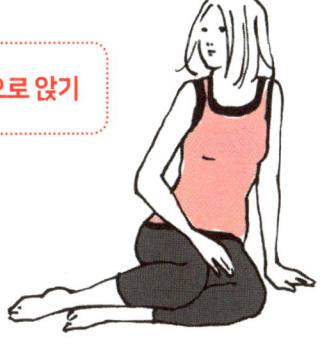

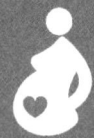 순산을 위한 몸만들기 시작!
입덧 등 불편함도 완화

순풍순풍
골반케어

CHAPTER
3

임신 초기 골반케어

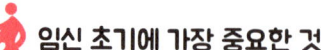 임신 초기에 가장 중요한 것

지금부터
체력 키우기

임신 초기에는 출산이 아직 먼 미래의 일처럼 생각되고, 입덧 등 몸의 변화에 당황하는 등 무엇을 해야 좋을지 모르는 상태일 것입니다.

하지만 아직 몸이 가볍고, 출산까지 시간이 남은 이 시기에 반드시 시작해야 할 일이 있습니다. 바로 '체력 만들기'입니다.

아기를 낳을 때 필요한 체력은 단거리 달리기를 할 때의 순발력이 아니라 마라톤을 할 때와 같은 지구력입니다. 초산의 경우에는 진통이 보통 24시간 계속되며 길게는 72시간이 걸리기도 합니다. '24시간 마라톤'에 출전하는 사람은 몇 개월 전부터 훈련을 하면서 실전에 대비합니다. 이와 마찬가지로 출산 현장에서 진통에 지쳐 쓰러지지 않을 몸을 만들려면 임신 초기인 '지금'부터 시작해야 합니다. 임신 초기부터 준비하면 출산 시에는 분명 '그때 시작하기를 정말 잘했어'라고 생각할 것입니다.

그러니 오늘부터 매일 30분씩 운동을 하세요. 5분씩 6번을 하든, 10분씩 3번을 하든 상관없습니다. 시간을 내서 규칙적으로 하는 것이 중요합니다.

출산 후 육아를 할 때도 체력이 필요합니다. 1년 6개월 후 자신의 모습을 떠올려보세요. 10킬로그램의 아기를 안은 채 큰 짐을 들고 횡단보도를 빠르게 건널 수 있을까요? 날씨가 나빠 밖에서 운동할 수 없는 날에는 실내에서 텔레비전을 보면서 제자리걸음을 해도 좋으니 무조건 하루 30분은 움직이세요. 앞으로 커질 자궁을 지지할 골반저근을 단련하기 위해서도 필요한 일입니다.

또 2장 '골반케어 기본 동작 3가지'(39쪽)에서 소개한 동작을 매일 실천하면서 태아가 지내는 공간을 지지하는 골반을 바로잡으세요. 휴식할 때도 '선골 앉기'(옆의 그림, 30쪽 설명 참조)를 하지 않도록 늘 신경을 써주세요.

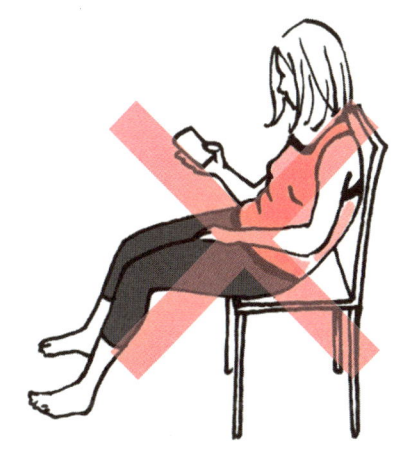

선골 앉기

골반케어를 꾸준히 계속하면 점점 커지는 태아를 골반으로 잘 보호할 수 있고, 출산 시에는 산도가 원활히 열려 순산할 수 있습니다.

매일 몸을 움직이면 기분도 상쾌합니다. 몸을 움직이지 않으면 울적해지기 쉽습니다. 그러면 사소한 불편에도 신경이 쓰이고, 의사가 "아무 문제 없습니다"라고 해도 불안이 커져 더더욱 안정을 취해야 한다고 여기지요. 그 결과 오히려 입원이 필요한 병(조산 위험이나 임신성 고혈압)이 생기기도 합니다.

임신 초기부터 몸을 부지런히 움직이고 골반케어를 매일 실천해 몸과 마음이 건강하게 임신기를 보내기 바랍니다.

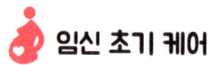 **임신 초기 케어**

매듭수건으로
입덧도 어깨 결림도 편안하게

　이 시기에는 입덧이 생기기 쉽습니다. '그냥 견디는 수밖에 없는 것 아닌가?'라고 생각하는 사람이 있을지도 모르겠군요. 제 경험으로는 입덧으로 고생하는 임신부는 등의 견갑골(어깨뼈) 주위가 굳어 있다는 공통점이 있었습니다. 등의 견갑골 주위로 위장 등 소화기를 지배하는 신경이 지나기 때문에 이 부분을 잘 풀어주면 입덧이 한결 완화됩니다.

　혼자서는 손이 닿지 않는 등 부위를 풀어주기 위해 고안한 것이 바로 '매듭수건'입니다. 부드럽고 얇은 세안용 수건으로 옆의 그림과 같이 매듭을 묶으면 간단하게 매듭수건이 완성됩니다.

　이 매듭수건을 등에 대고 천천히 자극해주면 입덧은 물론이고 배 당김이나 어깨 결림, 요통이 완화되고, 또 출산 후 유선 막힘을 풀어주는 등 다양한 상황에서 도움이 됩니다. 매듭수건을 늘 가까이 두고 몸을 풀어주는 데 사용하세요.

여러 가지 매듭수건 만드는 방법

1 단단하게 한 번 묶기

매듭수건의 기본형. 누워서 체중을 가하거나 의자에 등을 기댈 때 사용한다. 단단한 매듭은 강한 자극을 준다.

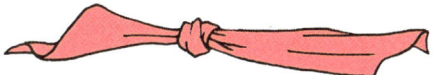

2 약하게 한 번 묶기

단단하게 뭉친 부위에 ①번 매듭으로 자극을 주면 아플 때 약하게 묶은 매듭수건을 사용한다. 질 주변을 풀어줄 때도 도움이 된다(129쪽).

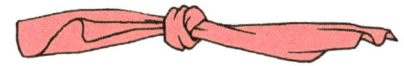

3 가까이 두 번 묶기

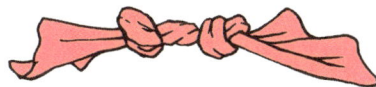

4 떨어뜨려 두 번 묶기

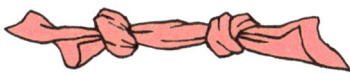

목이나 등, 엉덩이, 허리 밑에 대어 사용한다. 몸에 댔을 때 시원한 부위를 찾아서 매듭의 거리를 조정한다. 뭉친 부위에 매듭수건을 대고 움직이면 주위의 근육이 풀리면서 온몸이 가벼워진다.

5 두 개의 수건으로 한 번 묶기

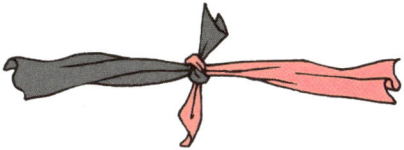

6 두 개의 수건으로 두 번 묶기

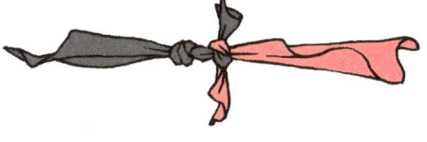

두 개의 수건을 묶어서 사용하며, 한 번 묶기와 두 번 묶기가 있다. 길이가 길어 목이나 등에 대고 풀어줄 때 효과적이다. 매듭의 수는 통증의 정도나 취향에 따라 조정한다.

등의 경혈을 자극해 입덧 완화하는 동작

매듭수건을 등에 대고 뒹굴뒹굴하기

준비물 : 가까이 혹은 떨어뜨려 두 번 묶은
매듭수건(77쪽 수건 ③, ④)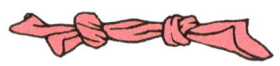

1

천장을 보고 누워서 등에 매듭수건을 댄다.

수건으로 매듭을 두 개 만든다. 천장을 보고 누워 매듭수건을 등에 대고 이리저리 움직여본다. 특히 시원한 부위에 매듭이 닿게 한다.

② 조금씩 몸을 흔든다.

등에 매듭수건을 대고 몸을 조금씩 흔든다. 시원한 느낌이 들지 않을 때는 두 팔로 깍지를 껴도 된다. 매듭의 단단함은 자신에게 맞게 조정한다.

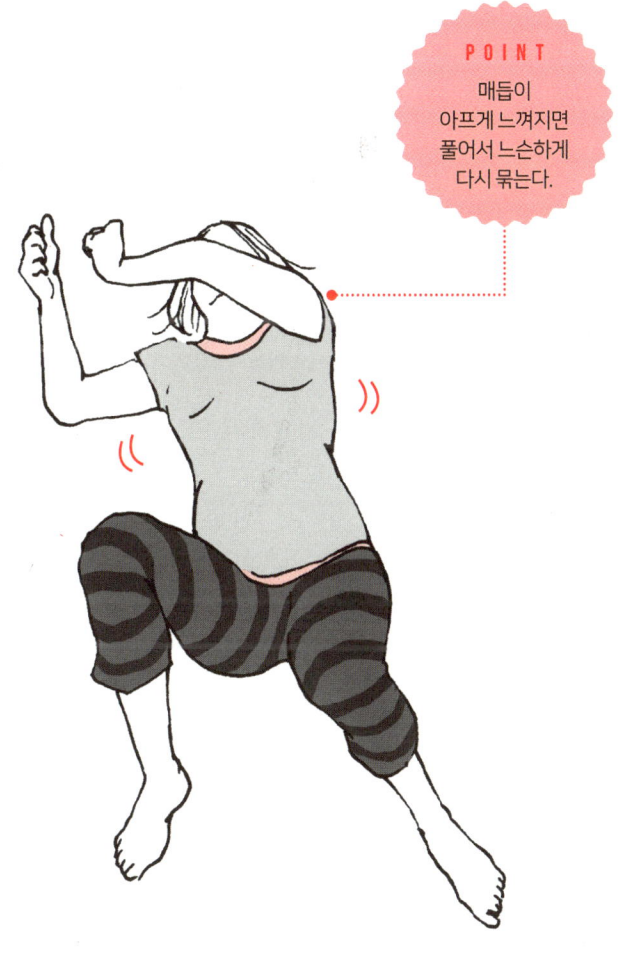

POINT
매듭이 아프게 느껴지면 풀어서 느슨하게 다시 묶는다.

뭉친 등 근육 풀어주는 동작

매듭수건을 등에 대고 조금씩 움직이기

준비물 : 한 번 혹은 두 번 묶은 긴 매듭수건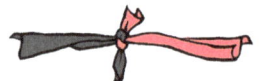
(77쪽 수건 ⑤, ⑥)

매듭수건을 어깨에 걸친다.

매듭수건을 어깨에 걸치고 수건의 양끝을 손으로 잡아 매듭이 등에 닿게 한 채 움직여준다. 등 피부를 살짝 움직여준다는 느낌으로 10~20회 정도 움직인 후에 수건을 잡은 손의 힘을 뺀다. 상반신에 혈액이 도는 것을 느낀다.

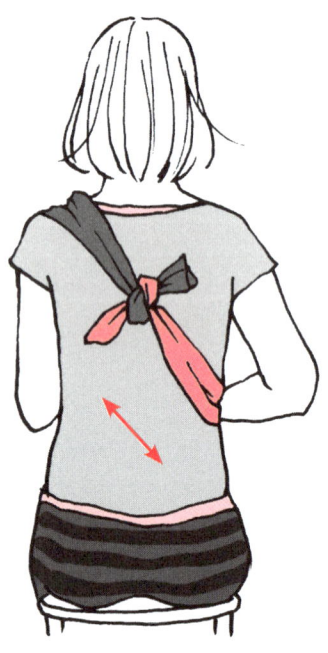

② 매듭수건을 등 중앙에 수평으로 댄다.

매듭수건을 수평으로 대고 좌우로 작게 움직인다. 어깨나 견갑골, 허리 등 시원한 곳으로 수건 매듭을 이동하고, 도중에 힘을 빼면서 상반신 전체가 편안해질 때까지 계속한다.

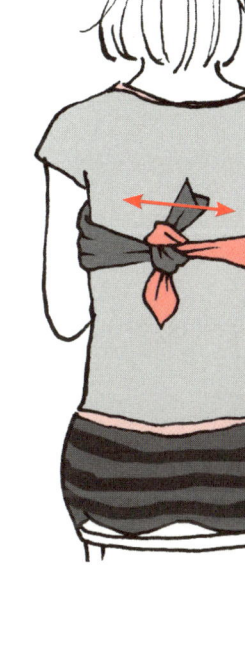

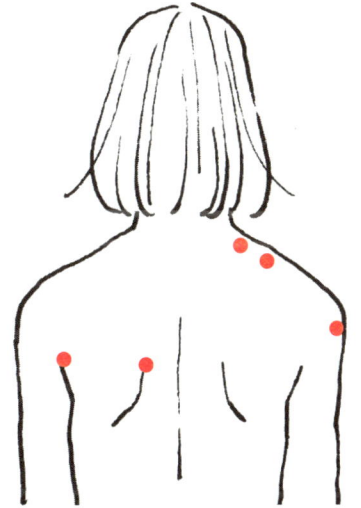

매듭수건을 대면 시원한 부위

 허리와 엉덩이도 풀 수 있다!
매듭수건을 의자 등받이와 등 사이에 두고 등을 눌러주어도 된다. 의외로 허리와 엉덩이가 시원해지는 느낌이 든다. 선골과 좌골 주변 역시 아프면서도 시원한 느낌을 받는 혈이 있으니 이곳저곳에 매듭을 대고 몸을 움직여보자.

뻣뻣하게 굳은 목 뒤 풀어주는 동작

매듭수건을 목에 대고 천천히 움직이기

준비물 : **한 번 혹은 두 번 묶은 긴 매듭수건**
(77쪽 수건 ⑤, ⑥)

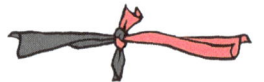

1

목 뒤쪽에 매듭이 오도록 수건을 두른다.

머리와 목 뒷부분에 매듭수건을 대고 잡기 편한 부분을 잡는다.

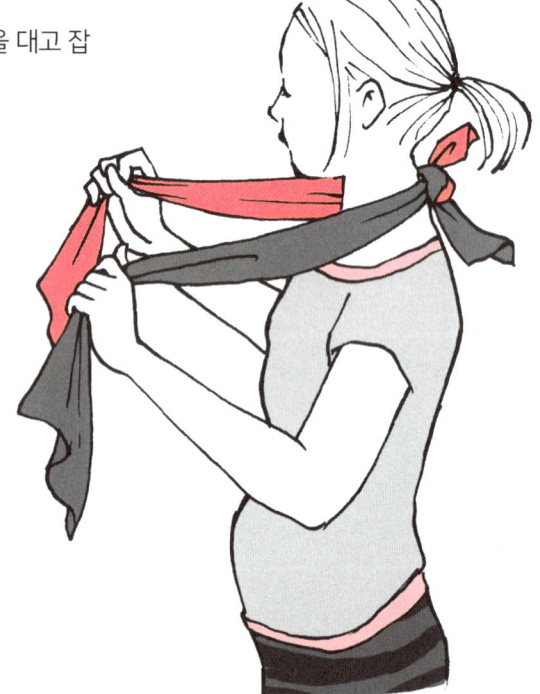

② 좋아하는 방향으로 어깨를 들어올렸다가 내린다.

매듭수건을 눌러주면서 어깨를 위아래, 앞으로 내밀어 시원하게 느껴질 정도로 압력을 가한다. 팔을 고정한 상태에서 머리를 좌우로 기울이거나 앞뒤로 움직여도 된다.

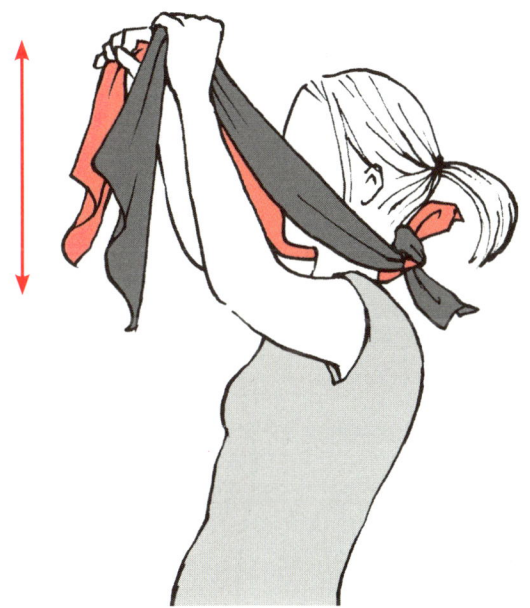

TIP 아픈 사람은 목욕수건을 사용해도 된다!

매듭수건이 아프게 느껴진다면 얇고 부드러운 목욕수건을 사용하자. 목욕수건을 가늘고 길게 말아서 반으로 접어 목에 댄다. 수건 끝부분을 잡고 어깨를 움츠리며 뭉친 부분을 조금씩 압박할 수 있도록 머리를 움직인다. 편안해지면 머리를 좌우로 1~2회씩 돌린다.

목욕수건 두르고 상체 비틀기

목욕수건을 망토처럼 두른다.

의자에 앉아 목욕수건을 망토처럼 두르고 가슴 앞쪽으로 수건을 모아서 쥔다.

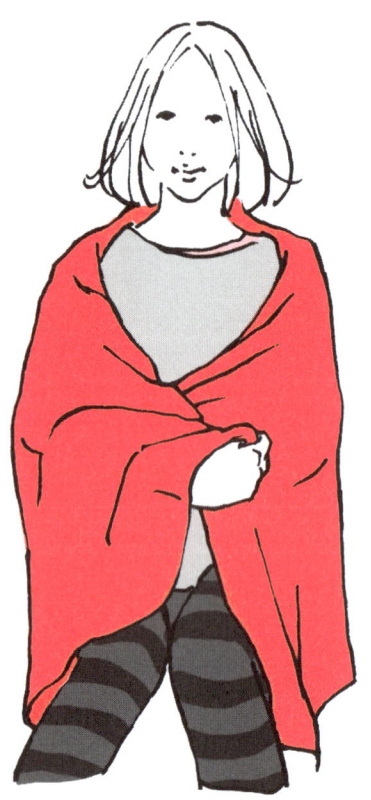

2

몸을 비틀기 쉬운 쪽으로 돌린다.

몸을 좌우로 비틀어보고 어느 쪽으로 움직이기가 쉬운지를 체크한다. 목욕수건을 잘 잡고 비틀기 쉬운 방향으로 움직인 후 8까지 센다.

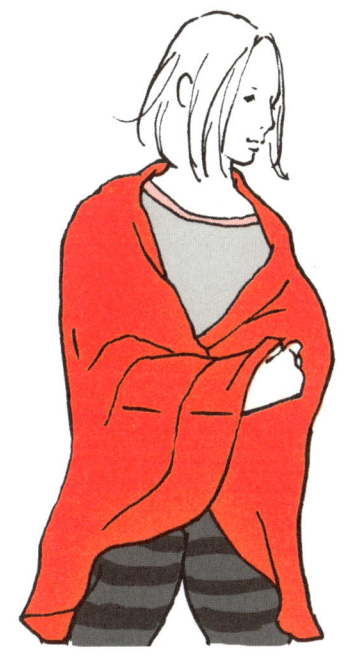

3

힘을 빼고 8까지 센다.

후우, 하고 숨을 내쉬면서 힘을 빼고 ①로 되돌아가 8까지 센다. ② → ③을 3회 반복한 후에는 반대쪽도 똑같이 1회를 진행한다.

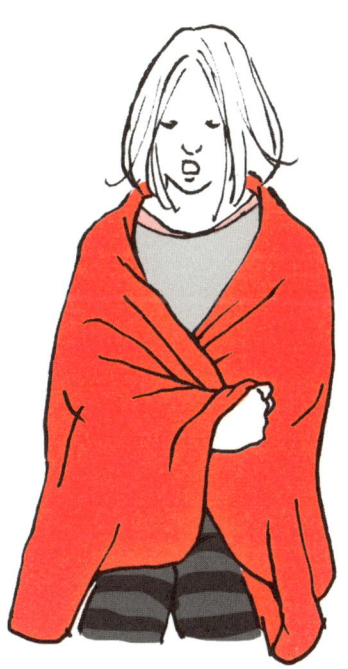

임신 초기에 해야 할 일

규칙적인 생활로 최상의 컨디션 만들기

혹시 임신했다는 사실을 알게 된 후에도 밤을 새거나 몸에 좋지 않은 음식을 계속 먹고 있지는 않나요?

출산할 때까지 최상의 몸 상태를 유지하고 순산하려면 임신 초기부터 호르몬이 제대로 분비되고 작용할 수 있도록 생활 리듬을 바로잡는 것이 중요합니다.

밤에 숙면을 취할 때 분비되는 호르몬이 엄마 뱃속에서 태아가 건강하게 성장하는 데 꼭 필요하기 때문이지요. 한편으로 밤에 분비되는 또 다른 호르몬은 진통이 시작되면 많이 분비되어 몸이 출산에 대비할 수 있도록 합니다.

이처럼 몸이 필요로 할 때에 필요한 호르몬이 제대로 작용하게 하려면 해가 뜨면 일어나서 움직이고 어두워지면 느긋하게 쉬는 규칙적인 생활 리듬을 만들어 실천해야 합니다.

또 엄마가 먹는 음식의 영양분으로 아기의 몸이 만들어진다는 사실은 잘 알고 있겠지요? 하루에 세 번, 제대로 된 식사를 하는 것도 잊지 마세요.

규칙적인 생활이야말로 임신기를 편안히 보내고 순산하기 위한 기본 중의 기본입니다.

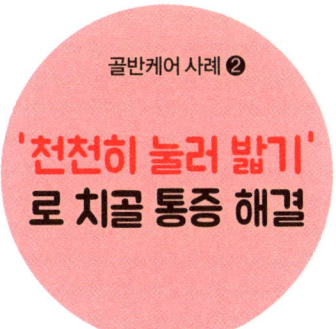

골반케어 사례 ❷

'천천히 눌러 밟기'로 치골 통증 해결

제가 근무하던 산부인과에 한 임신부가 찾아와 "바지를 입을 때 치골 안쪽이 욱신거리면서 아파요"라고 호소했습니다.

우선 편한 옷으로 갈아입게 한 후 매듭수건으로 등과 목을 풀어주고는 '의자에 앉아 천천히 눌러 밟기'(104~105쪽)를 하게 했습니다. 처음에는 의아해하는 표정이었지만, 점차 통증이 덜한 걸 느꼈는지 스스로 동작을 반복해서 하더군요. 동작을 마치고 살펴보니 골반이 바로 서고, 안 좋았던 자세가 개선되었으며 허리의 곡선이 살아났습니다.

저는 "이제 바지를 갈아입어 보세요. 통증이 있나요? 어떠세요?"라고 물었습니다. 임신부는 바지를 입어보더니 "살짝 걸리기는 하지만 아프지 않고, 허벅지가 많이 올라갔어요!"라며 기뻐했습니다.

'의자에 앉아 천천히 눌러 밟기'는 언뜻 보기에 어디에 효과가 있을까 싶은 의문이 들겠지만, 다리 뒤부터 무릎, 허벅지, 근원부, 허리로 근육의 움직임이 이어져 이 사례의 임신부처럼 치골 안쪽이 아플 때 매우 뛰어난 교정 효과를 발휘합니다. 여러분도 치골이나 그 언저리에 불편함을 느낀다면 한번 시도해보세요.

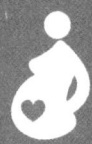 체력 키우기는 지금이 최적!
부종과 통증도 해소

순풍순풍
골반케어

CHAPTER
4

임신 중기 골반케어

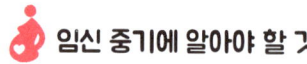 임신 중기에 알아야 할 것

기초 체력
셀프 체크하기

태동을 느끼고 배가 점점 불러오는 임신 중기. 출산까지는 앞으로 3~4개월 정도가 남았습니다. 몸의 변화에 따라 요통이 생기거나 다리 근원부에 통증이 느껴지는 등 조금씩 불편해지기 시작합니다.

임신 초기에는 아기를 낳고 기르기 위한 기초 체력을 키우는 것이 중요하다고 강조했습니다. 자, 임신 중기를 맞이한 여러분의 체력은 어느 정도인가요?

아래의 항목 중 해당하는 것을 체크해보세요.

- ☐ 한 발로 서서 양말을 신지 못한다.
- ☐ 집 안에서 넘어지거나 미끄러질 뻔한 적이 있다.
- ☐ 계단을 오를 때 난간을 잡아야 한다.
- ☐ 횡단보도를 녹색 신호에 다 건너지 못한다.
- ☐ 15분 정도 연달아 걷지 못한다.
- ☐ 1리터 우유팩 2개 정도의 짐을 들고 가는 게 힘들다.
- ☐ 청소기를 사용하거나 이불을 옮기는 것이 힘들다.

사실 이 체크는 뼈나 관절, 근육이 쇠약해져서 움직임이 힘들어질 우려가 높은 고령자의 운동기능저하증후군(locomotive syndrome)의 위험도를 확인하기 위한 것입니다. 이중에서 하나라도 해당한다면 운동기능저하증후군인 것입니다.

이 운동기능저하증후군 체크에서 해당하는 내용이 여러 개 있다면 지금이라도 전문가의 도움을 받아 몸의 안 좋은 부분을 바로잡아야 합니다. 하지만 하나나 둘 정도라면 셀프케어를 통해 충분히 고칠 수 있습니다.

양말을 신지 못하거나 발톱을 깎을 수 없는 것은 단순히 배가 불렀기 때문이 아닙니다. 골반이 틀어졌기 때문입니다. 따라서 당장이라도 셀프 골반케어를 시작해 더 이상 심해지지 않도록 해야 합니다.

매일 '골반케어 기본 동작 3가지'(39쪽)를 실천해보세요.

또 이 시기에는 의사로부터 "조기 진통으로 인한 조산(절박조산)에 주의해야 합니다"라는 이야기를 듣는 임신부가 늘어납니다. 이 말에 겁을 먹고 그저 안정만 취하면 근력이 약해지고 체력이 떨어지는 악순환이 발생합니다. 태아에게 부담을 주지 않으면서도 골반을 바로잡으며 근력을 유지하는 방법으로 '아기처럼 네 발 기기'(92~93쪽)를 비롯해 여러 자세와 동작이 있습니다.

처진 자궁 올리고 근력 키우는 동작

아기처럼 네 발 기기

골반에 천을 감는다.

'천을 이용한 골반 지지법'(41쪽), '천으로 골반 감는 법'(42~45쪽)을 참고하여 엉덩이를 지지하면서 골반에 천을 감는다.

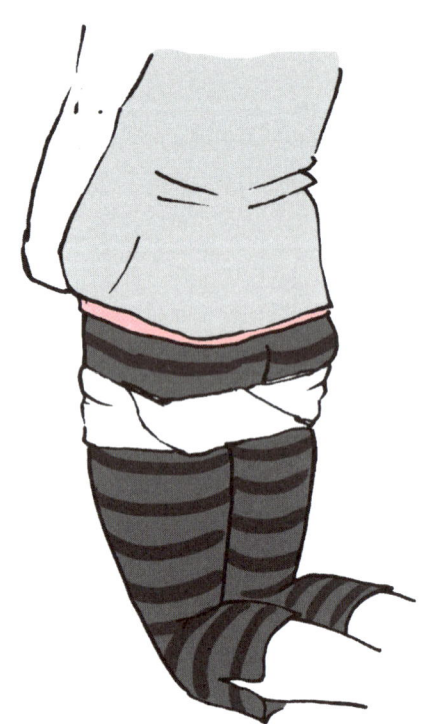

② 앞뒤로 세 걸음씩 네 발 기기로 걷는다.

카펫이나 이불 위에서 네 발 기기 자세를 하고 앞으로 세 걸음, 뒤로 세 걸음을 걷는다. 아침, 점심, 저녁 세 번 하되 5분 정도 걸리도록 천천히 한다. 처음에는 1분 정도로 짧게 하고, 매일 조금씩 시간을 늘려간다.

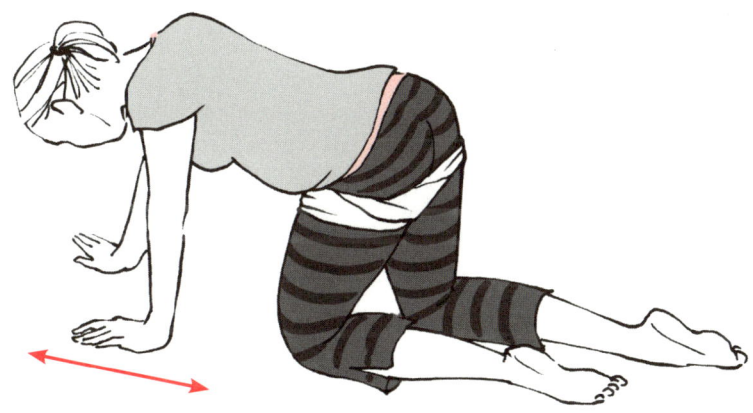

여기에 효과적!

- 자궁을 끌어올려 조산을 예방하고 개선한다.
- 몸의 유연성을 높여준다. 어깨 결림이나 요통을 완화한다.
- 손목을 강화하여 아기를 안을 수 있는 힘을 길러준다.

태아를 지지하는 근력 키우는 동작

골반저근 조이기

발꿈치를 붙여 직각으로 만든다.

두 다리를 모으고 발꿈치와 발끝이 직각(90도)이 되도록 선다. 휘청거린다면 탁자나 의자를 잡고 진행한다.

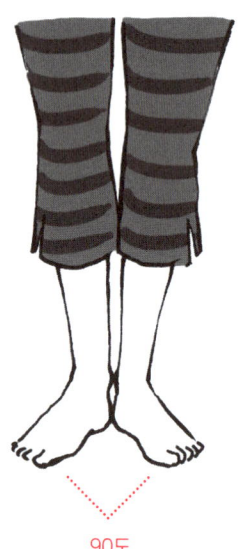

90도

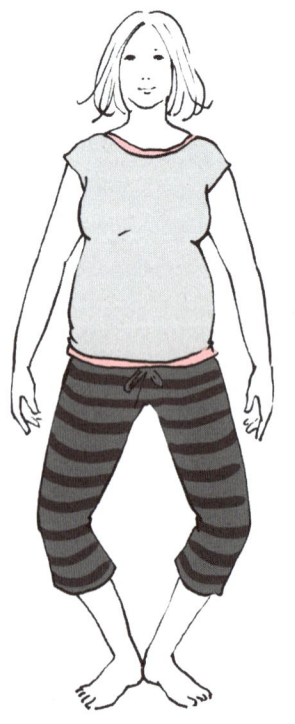

2

발꿈치를 붙인 채로 무릎을 구부린다.

발꿈치를 붙인 채로 무릎을 천천히 구부린다. 이때 등은 똑바로 편 상태를 유지한다.

3

무릎을 펴고 엉덩이를 조인 상태로 5초를 유지한다.

무릎을 펴면서 동시에 엉덩이를 조인 후 그대로 5초를 유지한다.
5회 반복한다.

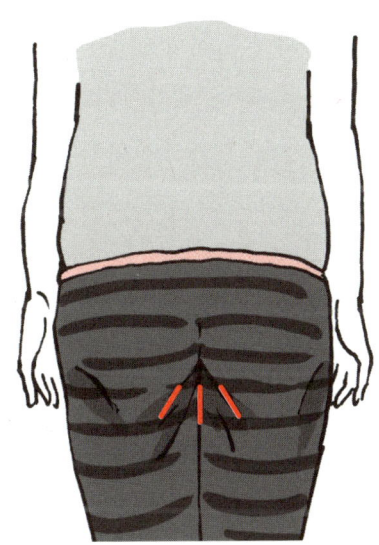

POINT
다리를
딱 붙인다.

여기에 효과적!

- 골반저근을 조여준다.
- 자궁을 끌어올려 조산을 예방한다.
- 출산 후의 대소변 문제를 예방한다.

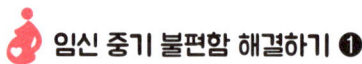
임신 중기 불편함 해결하기 ❶
통증 해결하기

　임신 중기에 접어들면 허리나 치골, 다리의 근원부(서혜부) 부위가 아프거나 저리는 등 지금까지 없던 증상이 나타나기 시작합니다. 배가 나와 잘 때 몸을 뒤척이기가 힘들고, 자고 일어나면 허리가 아플 때가 많습니다. 이럴 때는 '목욕수건 감아서 바지에 끼우기'(98~99쪽)를 해보세요. 목욕수건이 배 아래쪽을 지지해주므로 배가 안정되어 불편함이 한결 줄어들고, 누웠을 때 허리에 부담이 덜하고, 허리 곡선이 바로 잡혀서 요통이 줄어듭니다.

　치골이나 서혜부에 통증을 느끼는 것은 골반의 앞부분, 즉 언더헤어 부근에서 합쳐지는 치골에 어떤 변형이 발생했다는 신호입니다. 주요 증상은 가만히 있어도, 걷거나 앉아도, 누워서 몸을 움직일 때도, 한쪽 다리로 서도 통증이 생깁니다. 그대로 놔두면 변형이 일어난 치골이 점점 뒤틀려서 단차(높낮이 차이)가 생기는데, 출산을 할 때 아기의 머리가 그 단차에 닿아 출산이 순조롭게 진행되지 못하는 원인이 됩니다.

　갑작스러운 통증으로 힘들겠지만 이 기회에 치골의 틀어짐이나 단차를 바로잡기 위한 동작을 시작합시다. 간단한 동작들이지만, 통증도 해소하고 골반과 치골을 바르게 되돌릴 수 있습니다.

　치골이 위아래로 어긋났을 경우 통증이 심하고 좌우 다리 길이도 차이가 많이 납니다. 이때 도움이 되는 동작이 '발꿈치 밀어내기'(100~101쪽)입니다. 누웠을 때 치골이 튀어나올 때에는 똑바로 누워서 무릎을 살짝 띄운 채로 '무릎 넘어뜨리기'(102~103쪽)를 해보세요. 간단해 보이는 동작이지만 치골을 바로잡는 데 효과가 좋습니다. 동작을 해보면서 자신에게 맞게 무릎을 구부리는 각도나 횟수를 조절하세요.

다리의 근원부, 즉 서혜부가 아프면 걷는 것은 물론이고 제대로 앉거나 서기도 힘들고, 양말을 신거나 발톱을 깎는 동작조차도 힘겨워집니다. 이것은 임신 때문에 배가 나와서 하지 못하는 것이 아닙니다. 골반 어딘가가 틀어졌기 때문입니다. 이럴 때 도움이 되는 동작인 '의자에 앉아 천천히 눌러 밟기'(104~105쪽)는 쉬워 보이지만 힘이 들어가는 부위와 방향을 잘 찾아야 효과가 있습니다. 그림과 설명을 자세히 본 후 따라해보세요.

잘 때 편하고 요통도 줄여주는 동작

목욕수건 감아서 바지에 끼우기

목욕수건을 허리부터 다리의 근원부를 따라 감는다.

얇은 목욕수건을 둘둘 말아서 막대처럼 만든다. 허리선부터 다리의 근원부를 따라 목욕수건을 감고 수건의 양 끝은 바지 속에 넣는다.

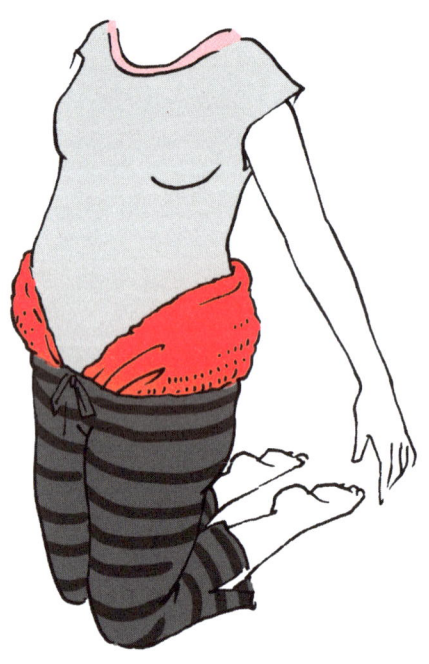

잘 때 하면 좋다.

목욕수건이 배를 지지해주어 잘 때 배가 흔들리는 불쾌감이 사라진다. 자면서 몸을 뒤척이기도 한결 수월하고, 자고 일어났을 때의 요통도 줄어든다.

여기에 효과적!

- 목욕수건이 배의 아래쪽 절반을 지지하여 허리에 부담이 덜하다.
- 자면서 몸을 뒤척이기가 쉽고 태아가 한쪽으로 치우치는 것을 막는다.
- 조산 위험이 있어 입원 중일 때 해주어도 좋다.

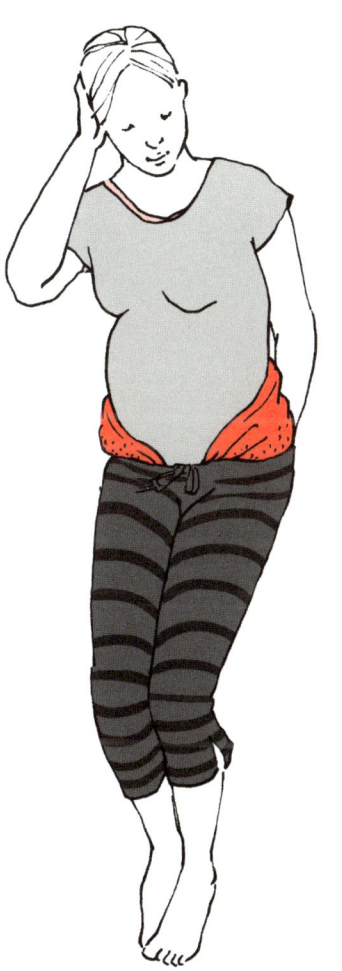

치골의 상하 어긋남을 바로잡는 동작

발꿈치 밀어내기

 1

천장을 보고 누워 다리를 자연스럽게 벌린다.

천장을 보고 누운 상태에서 다리를 어깨 너비 정도로 벌리고 몸에 힘을 뺀다.

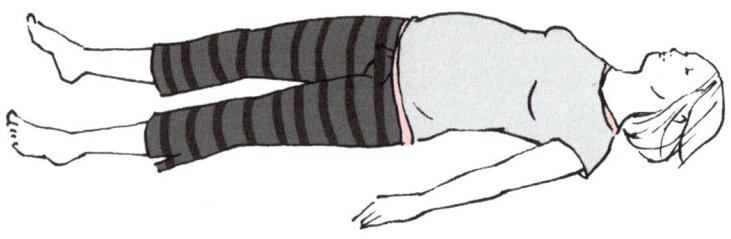

2

펴기 쉬운 쪽의 발꿈치를 밀어낸다.

한쪽씩 발꿈치를 밀어낸다. 움직이기 쉬운 쪽의 발끝을 세우고 벽을 민다는 느낌으로 밀어주며 8까지 센다.

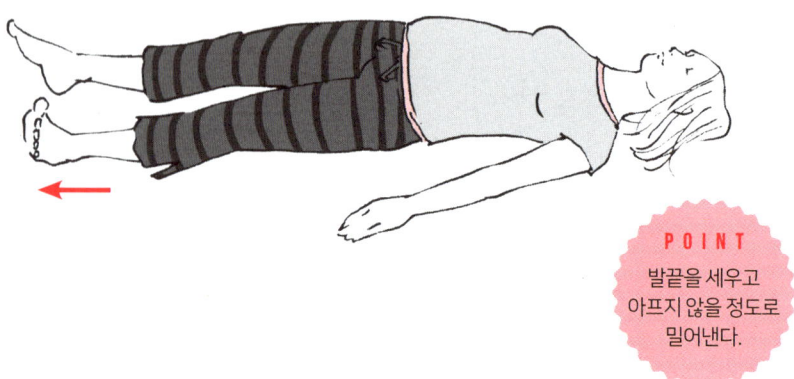

POINT
발끝을 세우고 아프지 않을 정도로 밀어낸다.

③

힘을 뺀다.

숨을 내쉬면서 힘을 빼고 8까지 센다. ② → ③을 3회 반복한 후 반대쪽 다리로도 치골에 부담을 주지 않도록 ② → ③을 1회 실시한다.

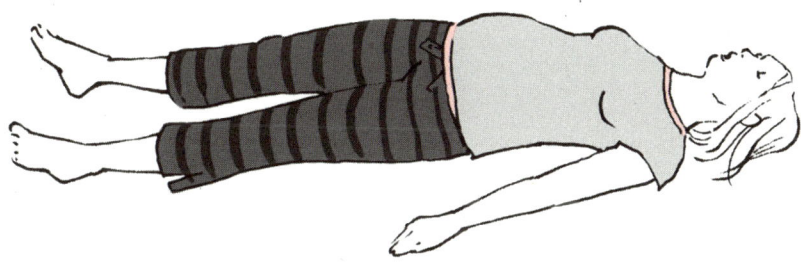

여기에 효과적!

- 치골의 위아래가 어긋난 것을 바로잡아 통증을 해소한다.
- 좌우 다리 길이가 맞춰진다.

누웠을 때 튀어나오는 치골을 바로잡는 동작

무릎 넘어뜨리기

천장을 보고 누워 다리를 자연스럽게 벌린다.

천장을 보고 누운 상태에서 다리를 어깨 너비 정도로 벌린다.
무릎은 위로 향하게 한다.

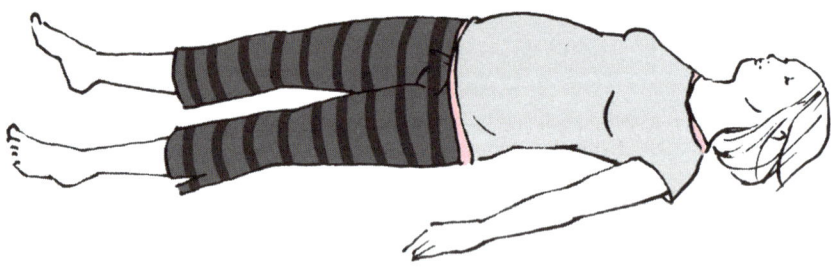

TIP 엉덩이가 아플 때
두 번 묶은 매듭수건(77쪽 ③, ④)을 선골 주위의 시원하게 느껴지는 부위에 가져다댄다.

2

무릎을 넘어뜨리고 8까지 센다.

양 무릎을 좌우로 넘어뜨려본다. 무릎을 넘기기 쉬운 방향으로 5센티미터 정도 넘어뜨리고 8까지 세면서 유지한다.

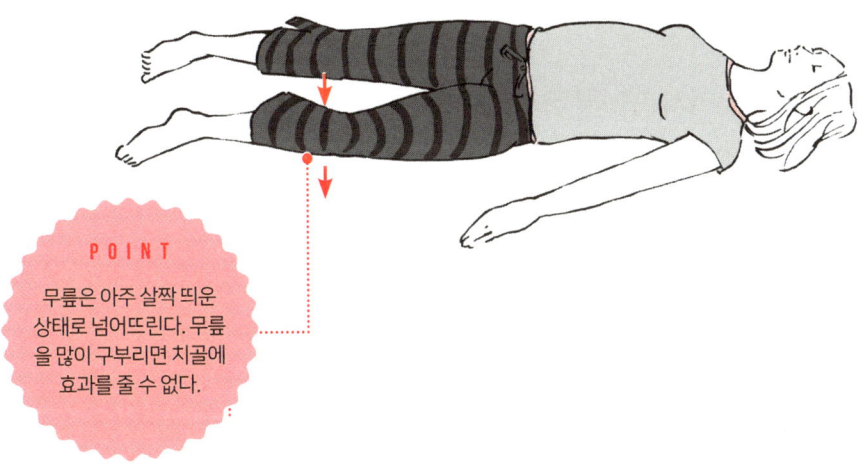

POINT
무릎은 아주 살짝 띄운 상태로 넘어뜨린다. 무릎을 많이 구부리면 치골에 효과를 줄 수 없다.

3

힘을 뺀다.

숨을 내쉬면서 힘을 빼고 8까지 센다. ② → ③을 3회 반복한 후 반대쪽 무릎도 1회 실시한다.

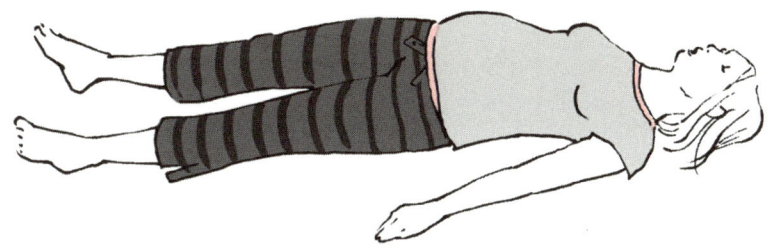

다리 근원부 통증에 효과적인 동작

의자에 앉아 천천히 눌러 밟기

의자에 앉아서 다리를 똑바로 눌러 밟는다.

의자에 앉아 팔짱을 끼고 다리를 조금 앞으로 내민다. 발바닥 전체로 자동차의 액셀을 밟듯이 천천히 다리를 눌러 밟으며 장딴지, 허벅지, 엉덩이에 힘이 들어가는 것을 느낀다. 그대로 8까지 세면서 유지한 후 힘을 빼고 8까지 센다. 이 동작을 3회 반복한다.

POINT
팔을 무릎에 얹으면 효과가 없으니 주의한다.

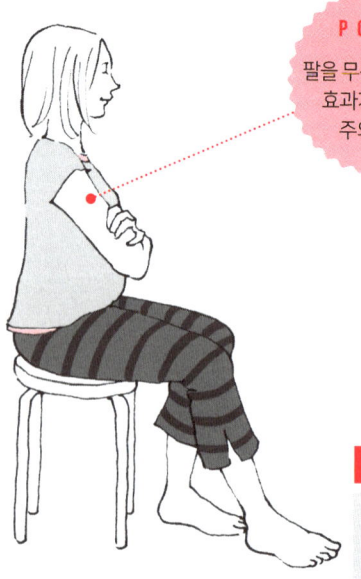
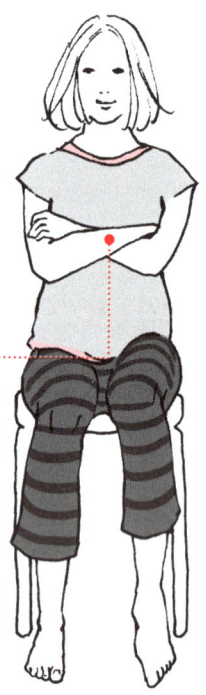

여기에 효과적!
- 휘청거리지 않고 두 다리로 제대로 서고 걸을 수 있다.
- 다리 근원부가 유연해져 양말을 신기가 쉬워진다.
- 다리 근원부의 통증이 개선된다.

② 힘을 주는 방향을 바꾼다.

- 무릎의 안쪽에 힘을 준다.
    → 허벅지 안쪽과 치골에 효과적
- 무릎의 바깥쪽에 힘을 준다.
    → 허벅지 바깥쪽부터 허리에 효과적

① → ②의 세 방향으로 눌러 밟은 후에 반대쪽 다리로도 똑같이 실시한다.

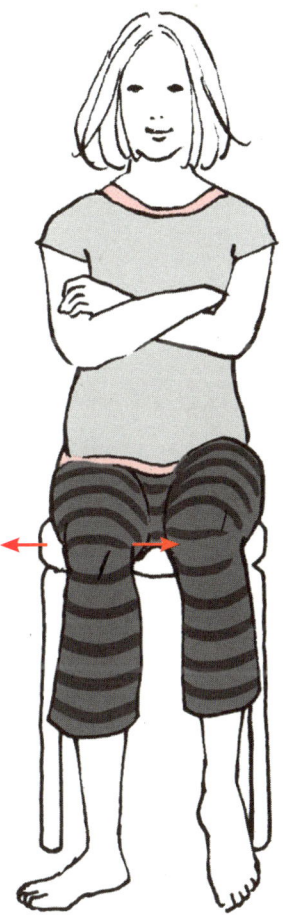

POINT
무릎의 안쪽이나 바깥쪽에 힘을 줘본다.

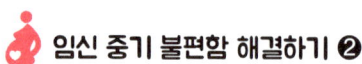 임신 중기 불편함 해결하기 ❷
부종과 변비
해소하기

　임신 중기에 접어들면 눈에 띄게 배가 나오고 본격적으로 체중이 늘기 시작합니다. 태아가 성장하면서 자궁과 태아, 양수의 무게가 증가하고, 출산 시의 출혈에 대비하기 위해 몸의 수분량이 증가하기 때문이지요. 또 커진 자궁이 하반신에서 심장으로 되돌아가는 정맥혈의 순환을 방해하므로 다리 부종이 심해지기 십상입니다. 심하면 혈액순환 저하로 인한 정맥류가 발생할 수 있습니다. 다리가 부으면 움직이기도 겁이 나기 마련이지요. 다리 부종이 생겼을 때는 매듭수건으로 '발목과 무릎 뒤쪽 풀기'(108~109쪽)를 해주세요. 매듭 부분으로 림프를 자극하면 다리가 한결 가벼워지고 부종이 해소됩니다.

　부종과 더불어 임신 중 생기기 쉬운 것이 변비입니다. 임신 중 황체호르몬 분비가 늘어나면 대장의 운동 능력이 현저히 떨어집니다. 그에 따라 음식물이 계속 대장에 머물면서 음식물의 수분과 나트륨 흡수가 증가되어 변비가 발생하는 것이지요.

　또한 커진 자궁으로 인해 혈액순환이 잘 안 되어 자궁 아래쪽, 특히 항문 주변의 정맥압이 증가하게 됩니다. 이 때문에 항문 주위 혈관이 늘어지고 밖으로 튀어나오는 치질을 경험할 수도 있습니다. 그러니 임신 중에는 신경 써서 식이섬유가 많이 든 채소와 해조류를 많이 섭취하세요. 도움이 되는 동작으로는, 꼬리를 찾는다는 느낌으로 허리를 비트는 '의자에 앉아 꼬리 찾기'(110~111쪽)가 있습니다. 간단한 동작이지만 장의 움직임이 좋아져 변비에 효과가 있습니다.

　골반 근육과 인대 관절 등이 모두 늘어나기 시작해 불편한 허리와 골반에는 '목욕 수건 감아서 바지에 끼우기'(98~99쪽)를 해주면 자면서 뒤척이기도 수월해지고, 취침 중에 허리의 곡선이 바로잡히고 장이 원활하게 움직여서 아침 식사 후에 화장실에 다녀오기가 한결 편해집니다.

림프 자극해 부종 해소하는 동작

발목과 무릎 뒤쪽 풀기

준비물 : **두 번 묶은 긴 매듭수건**
(77쪽 참조)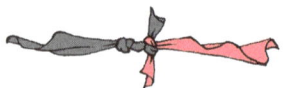

수건의 매듭을 발바닥의 시원하게 느껴지는 부위에 댄다.

발바닥의 시원하게 느껴지는 부위에 수건의 매듭을 댄다. 수건을 교차시켜 잡고 잡아당겨 발목을 움직인다. 의자에 앉아서 해도 된다.

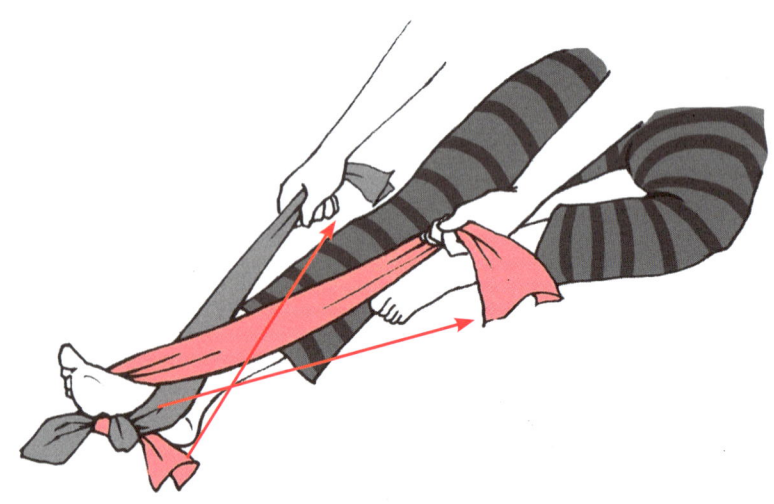

② 무릎 뒤에도 대고 움직여준다.

무릎 뒤의 시원하게 느껴지는 부위에 수건의 매듭을 댄다. 수건을 짧게 쥐고 무릎을 살짝 구부린 채 수건을 바로 위나 앞으로 잡아당기면서 무릎 뒤를 움직인다.

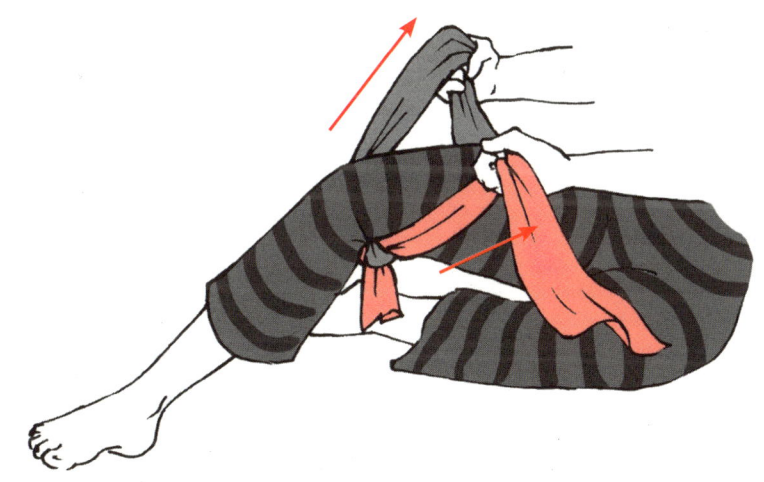

여기에 효과적!
- 부종이 제거되어 걷기가 한결 쉬워진다.

장의 움직임을 도와 변비 해소하는 동작

의자에 앉아 꼬리 찾기

의자에 앉는다.

좌우의 좌골에 균등하게 체중이 실리도록 등 근육을 펴고 의자에 앉는다.

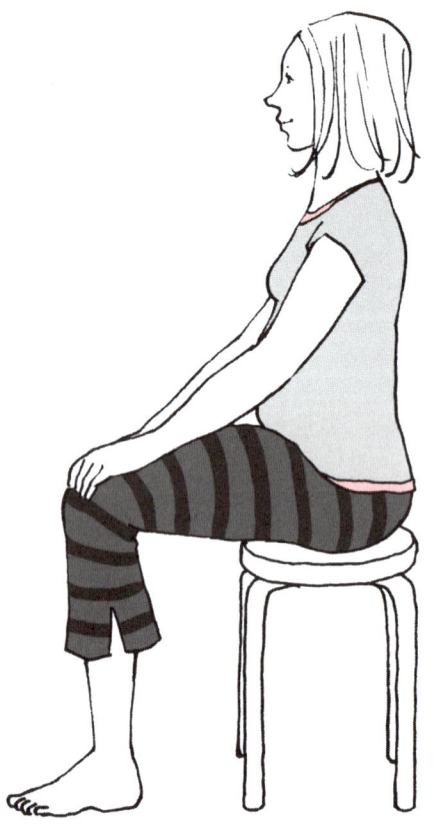

②

'꼬리'를 찾듯이 몸을 튼다.

엉덩이 쪽에 꼬리가 있다고 생각하고 몸을 자연스럽게 옆으로 비튼다. 그 상태에서 8까지 센 뒤, 숨을 내뱉으면서 힘을 빼고 제자리로 돌아와 8까지 센다. 좌우로 3회 반복한다.

여기에 효과적!

- 아침에 배변이 원활해진다.
- 허리의 곡선이 바로잡히면서 요통도 개선된다.

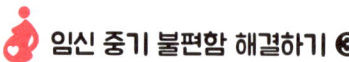 임신 중기 불편함 해결하기 ❸

조산 위험이 있을 때
도움이 되는 동작

임신 중기부터 후기(22~36주)에 태아가 자궁 입구로 내려와 조산 직전의 상태가 되는 것을 의학용어로 '절박조산'이라고 합니다. 기본적으로 조산을 예방하거나 방지하는 치료는 안정을 취하는 것과 자궁의 수축을 억제하는 약물요법이 주를 이룹니다.

고작 일주일만 누워 있어도 근육이 감소합니다. 그런데 1~3개월 이상 입원하게 되면 체력이 떨어질 수밖에 없겠지요.

태아를 위해서는 안정을 취해야 하지만, 그렇다고 무작정 누워만 있으면 근육이 줄어들어 태아의 무게를 감당하지 못하니 자궁이 처지게 됩니다. 또 입원 중에 한쪽으로 향한 자세를 오래 취하고 있으면 골반의 틀어짐은 더 심해집니다. 게다가 스마트폰을 보는 자세는 목 뒤쪽이나 등을 굳게 만들지요. 이런 상태로는 출산 후에 아기를 안거나 수유를 하는 등의 기본적인 움직임도 힘에 부치게 됩니다.

이럴 때는 몸에 부담을 주지 않고 자궁을 올려주는 동작을 시도해보세요.

화장실에 갈 때마다 중력과 복압으로 인해 태아를 '내리는 힘'이 가해지므로 화장실에 다녀온 후에는 잊지 말고 '엉덩이 살랑살랑 한 팔 뻗기'(52~55쪽) 동작을 해서 자궁을 원래 높이로 되돌려야 합니다. 그런 다음 '골반 높이 올리고 항문 조이기'(49~50쪽)를 한 뒤 침대에 누우면 크게 움직이지 않더라도 자궁을 지지하는 힘을 유지할 수 있습니다.

안정을 취하고 있으면 아무래도 허리나 등의 여기저기가 뭉치거나 아프기 마련입니다. 누워 있을 때 '목욕수건 감아서 바지에 끼우기'(98~99쪽)를 하면 자궁이 아래에서부터 지지되어 배가 안정되고 매우 쾌적합니다.

그리고 매듭수건도 늘 곁에 두고 여러 가지 '매듭수건을 활용한 동작 3가지'(78~83쪽), '목욕수건 체조'(84~85쪽)를 해서 목과 등, 어깨를 풀어주세요.

지금 소개한 동작들은 조산 위험이 있어 안정을 취해야 하거나 입원 중인 경우에도 도움이 되니 꾸준히 하기 바랍니다. 이들 동작을 한 다음에는 옆구리나 쇄골 주위를 손으로 어루만지거나 배에 살짝 손을 올려보세요. 뭉친 부분이 풀려 한결 부드러워지고, 태아가 건강하게 움직이는 것을 느낄 수 있을 것입니다.

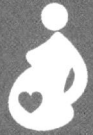 순산을 위한 몸만들기 마무리
심한 통증 해소하고 산도를 정비

순풍순풍
골반케어

CHAPTER

5

임신 후기 골반케어

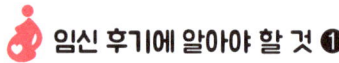 임신 후기에 알아야 할 것 ❶

원활한 출산을 위한
몸만들기

이제 임신 후기입니다. 배가 크고 무거워지면서 아무렇지도 않게 하던 작은 움직임조차 힘들어집니다. 출산일이 얼마 남지 않았지만 지금부터라도 할 수 있는 일은 많습니다. 먼저 여러분의 몸이 출산 준비가 되었는지를 체크해보시기 바랍니다.

- ☐ 천장을 보고 누울 수 있다.
- ☐ 자면서 몸을 뒤척일 수 있다.
- ☐ 네 발 기기 자세를 할 수 있다.

천장을 보는 자세로 바로 눕지 못하는 것은 여러 가지 이유가 있지만 튀어나온 선골 때문에 아파서 그럴지도 모릅니다. 골반의 변화가 큰 임신·출산기야말로 골반 뼈를 바로잡을 수 있는 기회입니다.

'발꿈치 밀어내기'(100~101쪽), '무릎 넘어뜨리기'(102~103쪽) 동작으로 골반 뼈를 바로잡으세요.

선골을 바로잡는 데는 '오뚝이처럼 엉덩이 뒹굴뒹굴하기'(65~69쪽)도 효과적입니다.

엄마가 누워서 몸을 뒤척이지 못하면 태아가 한쪽으로 치우치기 쉬워 출산이 원활하지 않을 수도 있습니다. 이때는 몸을 돌리기 힘든 쪽으로 누워 '무릎 사이에 쿠션 끼우고 옆으로 눕기'(127쪽) 동작을 취하면 몸을 뒤척이기가 쉽습니다.

네 발 기기 자세는 자궁을 위로 올려주어 태아가 있는 공간을 넓혀줌과 동시에 출산하기 쉬운 산도로 만드는 필수 자세입니다. 이 자세로 허리를 흔드는 '엉덩이 살랑살랑 한 팔 뻗기'(52~53쪽)를 매일 실시하면 출산할 때 큰 도움이 될 것입니다.

태아의 무게가 늘어날수록 엉덩이를 묵직하게 누르는 느낌이나 불쾌감이 든다면 목욕할 때 이외에는 하루 종일 '천을 이용한 골반 지지법'(41~45쪽)을 하세요. 만약 천이 자궁에 닿는 듯한 느낌이 들면 천의 위치를 조금 내리면 됩니다.

약 3킬로그램의 신생아를 수시로 들어올리고 안기 위해서는 체력이 필요합니다. 미리 '아기처럼 네 발 기기'(92~93쪽) 동작을 함으로써 기초 체력을 기르기 바랍니다. 또 화장실에 갈 때마다 '골반저근 조이기'(94~95쪽)를 해서 태아를 지지하는 골반저근의 힘이 약해지지 않도록 하세요.

출산 후 아기를 안고 수유하기 위해서는 등과 팔꿈치, 손목을 구석구석 풀어주어야 합니다. 이때는 '매듭수건을 활용한 동작 3가지'(78~83쪽)와 '가로 8자 만들기'(172~175쪽) 등이 도움이 됩니다.

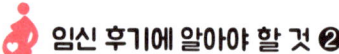 임신 후기에 알아야 할 것 ❷

배 모양으로 태아 상태
알아보기

저와 같은 조산사들은 임신부의 배 모양을 보거나 만져보고 태아의 상태를 판단합니다. 둥근 모양의 배가 이상적이지만, 최근에는 좌우 대칭이 맞지 않아 한쪽으로 치우친 배, 이상할 만큼 아래로 밀려나온 뾰족한 배를 가진 사람이 많습니다. 자신의 배는 어떤 모양인지 거울 앞에서 체크해보세요.

'뾰족한 배'는 거북목이 있거나 구부정한 자세, 평소 선골 앉기를 해서 늑골이 세게 눌러 태아가 내려간 상태입니다. 조산 위험성이 있어 입원한 임신부에게 많은 유형입니다.

'한쪽으로 치우친 배'는 늘 한쪽에 태아가 쏠려 있는 것 같고, 한쪽에서만 배를 찬다는 특징이 있습니다. 늘 같은 쪽으로 누워 자는 사람에게 많은 유형입니다. 태아가 한쪽으로 치우친 것이 고정되어버려 반대쪽으로 향하면 배가 내밀리는 느낌이 들고 불편합니다. 따라서 점점 몸을 뒤척이지 않게 되고, 그 결과 늘 아래에 있게 되는 쪽의 골반은 압박을 받아 뒤틀립니다.

'호리병 배'는 바지나 치마의 고무줄로 인해 압박이 계속되어 모양이 비틀어진 상태입니다.

어느 경우든 태아가 편안하게 지낼 환경이 되지는 못합니다.

배 모양 체크하기

목욕하기 전에 배의 모양을 거울에 비춰보세요. 옆으로 보면서 자궁 꼭대기가 어디에 있는지도 확인하세요. 자궁 꼭대기가 배꼽보다 아래에 있다면 태아가 다소 내려온 것이므로 주의가 필요합니다.

- ☐ 앞으로 밀려나오지는 않았는가? = 뾰족한 배
- ☐ 좌우 어느 한쪽으로 치우치지 않았는가? = 한쪽으로 치우친 배
- ☐ 팬티나 바지의 고무줄 자국으로 인해 호리병처럼 움푹 들어가지는 않았는가? = 호리병 배

불안정한 배 모양

안정된 배 모양
둥근 배

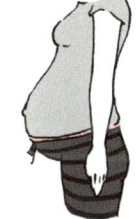

뾰족한 배
배꼽보다 아래쪽이 부풀었고 아래쪽으로 튀어나와 있다. 서 있을 때 자기도 모르게 손으로 배를 떠받치게 된다. 치골을 앞으로 내밀고 서는 사람에게 많다.

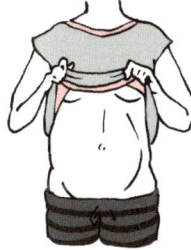

한쪽으로 치우친 배
늘 아기가 좌우 어느 한쪽에 쏠려 있는 느낌이다. 임신선이 좌우 한쪽에만 생긴다. 잘 때 몸을 뒤척이지 못하는 사람, 다리를 한쪽으로 모아 옆으로 앉는 습관이 있는 사람에게 많다.

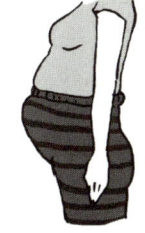

호리병 배
고무줄의 압박으로 인해 배의 일부가 움푹 들어가 있다. 특히 배꼽 위에 고무줄 자국이 있으면 태아를 내리는 힘이 가해진다.

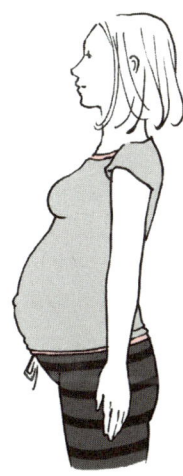

앞에서 보면 좌우가 균등하고 옆에서 보면 배의 꼭대기를 기점으로 상하가 고르게 둥글다.

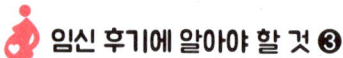
임신 후기에 알아야 할 것 ❸

배 모양 바로잡기

배 모양이 왜 이렇게 변형되는 것일까요?

시험 삼아 변형된 배가 되는 가장 큰 원인인 '선골 앉기'(30쪽, 71쪽)를 해보세요.

그러면 늑골이 세게 눌러 태아가 배의 위쪽에 있지 못하고 아래로 내려가는 것을 느낄 수 있습니다. 태아는 출산일이 가까워질수록 몸집이 커지는데, 본능적으로 조금이라도 자신이 편한 곳을 찾게 됩니다. 이렇게 해서 '뾰족한 배'가 만들어집니다. 몸 한가운데에 3킬로그램의 쌀 포대를 끌어안고 앞으로 구부린 모습을 떠올려보세요. 아래쪽의 무게 때문에 힘이 드니 자연스럽게 두 손으로 배를 떠받치는 자세가 될 수밖에 없습니다.

이번에는 '한쪽으로 다리 모아 옆으로 앉기'(71쪽) 자세를 해보세요.

늑골과 장골 사이가 태아가 자리한 공간입니다. 옆으로 앉으면 좌우 어느 한 방향은 공간이 넓고 다른 한쪽은 좁아지겠지요. 좁은 장소에는 태아가 있기 불편하므로 쾌적한 쪽을 찾아 움직이게 되므로 '한쪽으로 치우친 배'가 되는 것입니다.

다음으로 늑골이 올라가도록 등 근육을 펴고 좌우의 좌골에 균등하게 체중을 실어보세요(70쪽 올바른 자세). 이 자세에서는 태아가 있는 공간이 넓게 확보되고 산도도 변형되지 않는 최상의 상태가 만들어집니다.

배 모양이 변형된 상태로 놔두면 엄마 몸의 축과 아기 몸의 축이 일치하지 않습니다. 이 상태로 임신 기간을 보내다가 출산을 하게 되면 아기가 산도의 중간에 끼여서, 통증은 심한데도 출산이 좀처럼 진행되지 않는 경우가 많습니다.

그러니 지금부터라도 배의 모양을 바로잡는 것이 중요합니다.

다음 페이지에 소개하는, 천으로 아랫배를 지지하는 '아랫배에 천 감기'(122~125쪽)를 실시하면 일어섰을 때 가해지는 자궁의 무게를 지지해주어 서고 걷는 것이 거짓말처럼 쉬워집니다.

취침 시에는 4장에서 소개한 '목욕수건 감아서 바지에 끼우기'(98~99쪽)를 해보세요. 두 방법 모두 배의 모양을 균형 있게 되돌리고 당김도 완화해줍니다.

온몸을 고루 움직이게 하여 배에 가해지는 힘을 가볍게 하고 골반을 균형 있게 바로잡는 효과가 높은 '엉덩이 살랑살랑 한 팔 뻗기'(52~55쪽) 동작도 빼놓지 말고 매일 실천하세요.

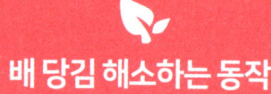

배 당김 해소하는 동작

아랫배에 천 감기

* 피부 위에 직접 감아도 된다.

허리 뒤쪽에 천을 대고 눕는다.

❶복대를 하고 그 위에 42~45쪽의 설명(천으로 골반 감는 법)대로 골반에 ❷천을 감는다. ❶복대를 접어서 내려둔다.

❸3미터 길이의 천을 반으로 접고, 접힌 쪽이 누웠을 때 오른쪽에 오도록 허리선에 댄다. 천장을 보고 누운 후 무릎을 세운다.

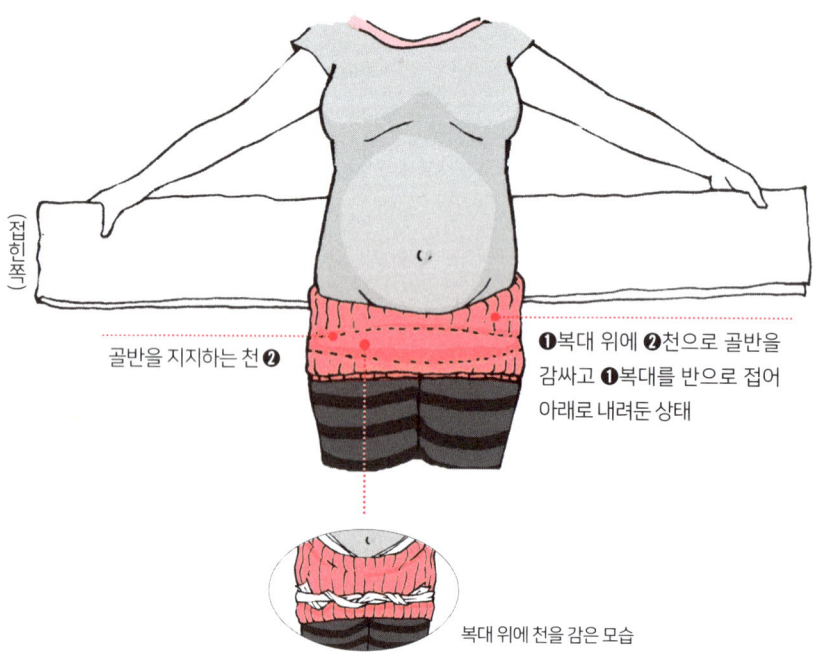

(접힌 쪽)

골반을 지지하는 천 ❷

❶복대 위에 ❷천으로 골반을 감싸고 ❶복대를 반으로 접어 아래로 내려둔 상태

복대 위에 천을 감은 모습

준비물	❶ 배를 느슨하게 감싸는 복대
	❷ 골반을 감싸는 천
	❸ 배를 감싸는 천 : 3미터 길이로 자른 천을 준비한다. 30주차 정도까지는 절반으로 접어서 사용하고(15센티미터), 배가 불러오면 폭을 좀 더 넓혀서 사용한다. 출산 직전이라면 접지 말고 그대로(30센티미터) 사용한다.

왼쪽의 천 중 위의 것을 배에 감는다.

왼쪽의 두 장으로 겹쳐진 ❸천 중 위쪽 천을 배의 곡선에 따라 맞춘다. 천의 윗부분이 배꼽 아래를 지나는 정도가 알맞다.

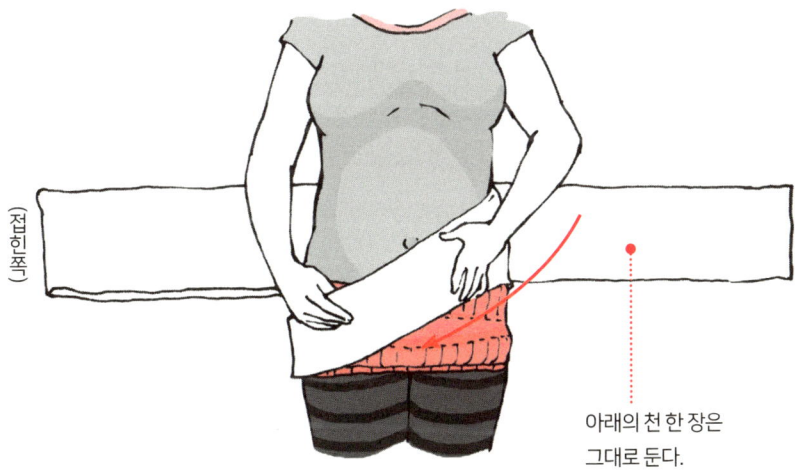

아래의 천 한 장은 그대로 둔다.

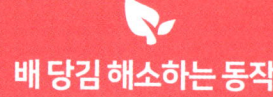

아랫배에 천 감기

*피부 위에 직접 감아도 된다.

오른쪽 천을 배에 감는다.

오른쪽의 천도 배의 곡선에 딱 맞게 댄다. 몇 차례 배를 쓰다듬으면 더 잘 밀착된다.

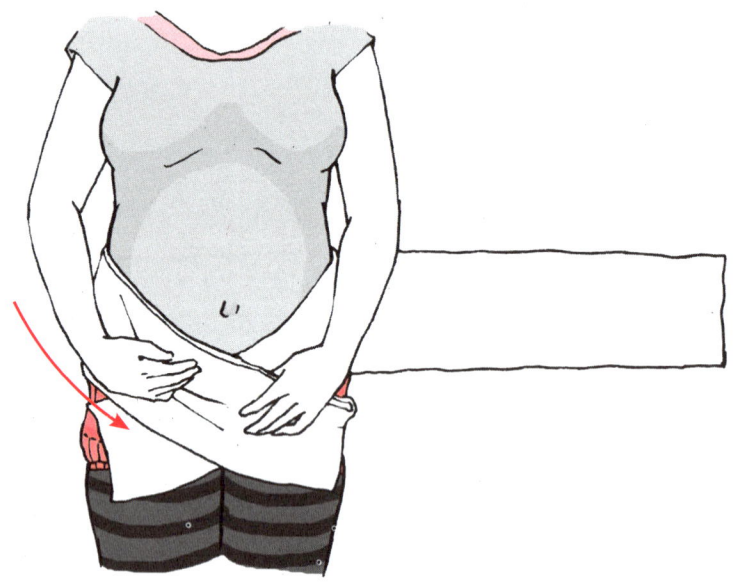

왼쪽의 남은 천을 감는다.

왼쪽에 남은 천을 배에 대고 끝부분이 빠져나가지 않도록 잘 끼운다.

복대를 덮어씌운다.

천이 빠지지 않도록 반으로 접어놓았던 복대를 끌어올려 천 위에 덮어씌운다. 배꼽 아래에서부터 허리까지 지지되는 느낌이 든다면 완성된 것이다. 흘러내리거나 헐거워지면 다시 감도록 한다.

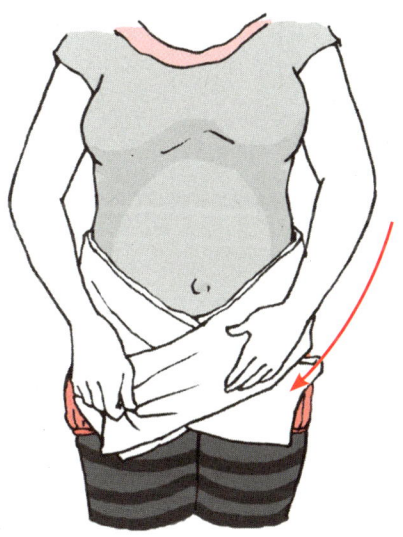

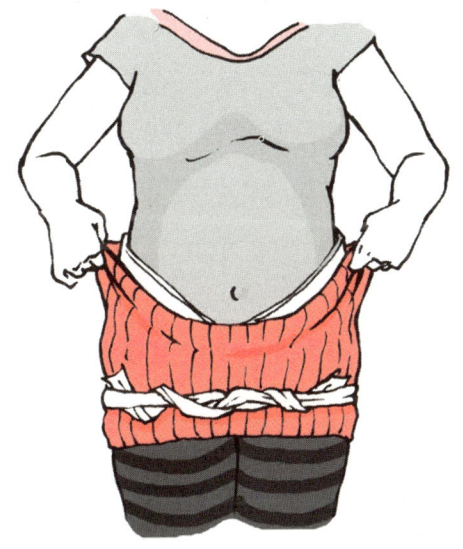

여기에 효과적!

- 배 당김을 해소한다.
- 배가 안정되고 움직이기 편해진다.
- 출산 후 복직근 이개의 회복을 촉진한다.

*복직근 이개 : 배꼽의 좌우를 가로지르는 복직근이 벌어진 상태를 말한다.

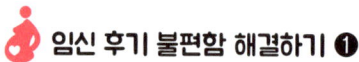
임신 후기 불편함 해결하기 ❶

통증으로 잠 못 들 때

　배가 불러오면 천장을 보고 누워도, 옆으로 누워도 힘이 들기는 마찬가지이고, 조금이라도 편한 쪽으로만 눕게 되어 몸이 굳어지기 십상입니다. 새의 알은 가끔씩 굴려주는 전란(轉卵)을 하지 않으면 배자가 껍데기에 들러붙어서 제대로 자라지 못한다고 합니다. 임신부도 마찬가지입니다. 엄마가 이쪽저쪽으로 몸을 뒤척이면서 자야 태아에게도 편할 것입니다.

　옆으로 누워 자는 사람 중에는 커다란 배가 한쪽으로 치우쳐 무겁고 힘들지만 그저 참고 견디고만 있는 사람도 있을지 모르겠습니다. 골반이나 자궁에 부담을 주지 않으려면 '목욕수건 감아서 바시에 끼우기'(98~99쪽)가 효과적입니다. 하지만 그보다 더 추천하는 것은 옆 페이지에서 소개하는 '무릎 사이에 쿠션 끼우고 옆으로 눕기' 자세입니다. 옆으로 누운 자세로 인해 골반이 틀어지는 것을 방지하고 배의 긴장을 완화해줍니다. 밤에 잘 때뿐만 아니라 낮에 잠시 누울 때도 시도해보세요.

　단, 늘 같은 방향으로 누우면 아래쪽이 압박을 받으니 자주 방향을 바꾸어주세요.

골반 틀어짐 예방하고 누워서 편하게 움직이는 동작

무릎 사이에 쿠션 끼우고 옆으로 눕기

옆으로 누워 고관절과 무릎을 직각으로 구부린다.

쿠션이나 베개를 양 무릎 사이에 끼워 무릎 사이가 10~15센티미터 정도 떨어진 상태로 만든다. 고관절과 무릎은 각각 직각이 되도록 구부린다. 몸의 방향은 자주 바꾸어준다.

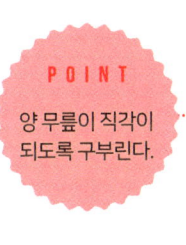

POINT 양 무릎이 직각이 되도록 구부린다.

POINT 고관절이 직각이 되도록 구부린다.

여기에 효과적!
- 취침 중이나 자고 일어났을 때의 요통을 예방한다.
- 잘 때 몸을 움직이기가 쉬워진다.
- 배 당김이 한결 나아진다.
- 출산의 진행이 원활해진다.

 TIP 배가 당길 때

배가 당길 때는 옆으로 누워 다리의 근원부 안쪽을 안쪽에서 바깥쪽으로 부드럽게 문지른다. 또 이 상태에서 몸을 작게 흔들어주어도 좋다.

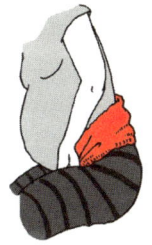

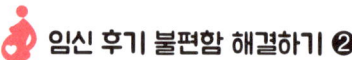 임신 후기 불편함 해결하기 ❷
내진이 아프고 무서울 때

임신 37주차가 지나면 병원에 갈 때마다 내진(內診)을 하게 됩니다. 내진을 할 때 아파서 무의식적으로 몸을 피하거나 경직되는 임신부가 있습니다. "아기 머리는 훨씬 더 큰데 이 정도로 겁내면 어떻게 하려고요?"라며 조언을 해도 '무섭고 아프다'는 생각이 앞서 몸을 피하게 되는 것이지요.

이럴 때 도움이 되는 것이 매듭수건입니다. 느슨하게 묶은 매듭수건을 질 부위에 대고 몸을 흔들어주기만 하면 됩니다. 움직이는 사이에 회음부가 부드러워집니다. 진통의 최종 단계에는 진통이 올 때마다 엄마의 질 출구가 아기의 머리에 눌려 벌어집니다. 하지만 질이나 주변의 근육이 굳어 있으면 출구가 좀처럼 열리지 않아 출산에 시간이 걸리고 아기의 머리에 가해지는 압력이 강해집니다. 회음부의 상처도 더욱 커지지요.

이처럼 아기가 나올 출구를 미리 부드럽게 풀어두면 내진 시의 통증도 완화되고, 출산할 때도 훨씬 원활해질 것입니다.

내진 통증 예방하는 동작

엉덩이에 매듭수건 대기

*임신 37주차에 들어서면 시작한다.

① 매듭수건을 만든다.

수건을 느슨하게 한 번 묶어 매듭수건을 만든다.

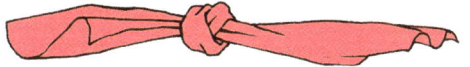

② 매듭 부위를 질 입구에 대고 몸을 흔든다

의자나 침대에 앉아 매듭 부위를 질 입구에 대고 몸을 작게 흔든다. 내진을 하기 1시간 전부터 몇 분간 실시하면 좋다.

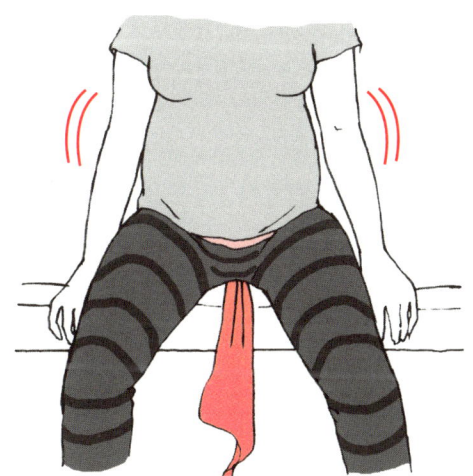

여기에 효과적!
- 37주차부터 실시하면 내진 시의 통증이 확연히 줄어든다.
- 입원 후에 실시하면 출산의 진행이 원활해진다.
- 회음부 열상을 막는다.

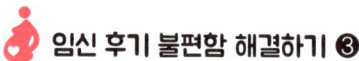 **임신 후기 불편함 해결하기 ❸**

태동 검사 때

출산 전 진통이 없는 상태에서 배에 모니터를 대고 약 30분 동안 아기의 심박수 변화를 살펴보는 것이 '태동 검사 혹은 비수축 검사(NST, Non-Stress Test)'입니다.

원칙적으로 임신 37주차부터 일주일에 한 번씩 실시합니다. 이 검사를 할 때 등을 살짝 높이고 눕거나 옆으로 눕게 되는데, 꽤 오랜 시간을 그 자세로 가만있다 보면 "허리가 아파 움직이지 못하겠어요", "몸 상태가 안 좋아졌어요"라고 호소하는 임신부가 꽤 많습니다.

이런 반응은 당연합니다. 배가 가장 무거운 이 시기에 한동안 같은 자세를 유지하면 통증과 불편함이 늘어날 수밖에 없습니다. 이럴 때는 옆 페이지에서 소개하는 '누워서 몸 풀기'를 해보세요. 이 동작은 모니터를 장착한 상태에서도 할 수 있고 움직임도 적어서 만삭이라도 할 수 있습니다.

또 '누워서 천천히 눌러 밟기'(166쪽)도 효과가 있습니다.

꼼짝 못하고 누워 있어야 하는 태동 검사 때도 몸의 긴장을 풀 수 있다는 사실, 기억하세요.

누운 상태에서 몸 풀어주는 방법

누워서 몸 풀기
(상반신 풀기)

팔꿈치를 잡고 돌린다.

팔짱을 끼고 팔꿈치를 잡는다. 가슴 높이에서 천천히 원을 그리듯이 돌린다. 돌리기 쉬운 쪽으로 5회 돌린 후 반대쪽으로도 5회를 실시한다. 번갈아 2회 실시한 후 돌리기 힘든 쪽으로 다시 5회를 돌린다. 움직임이 편해질 때까지 반복한다.

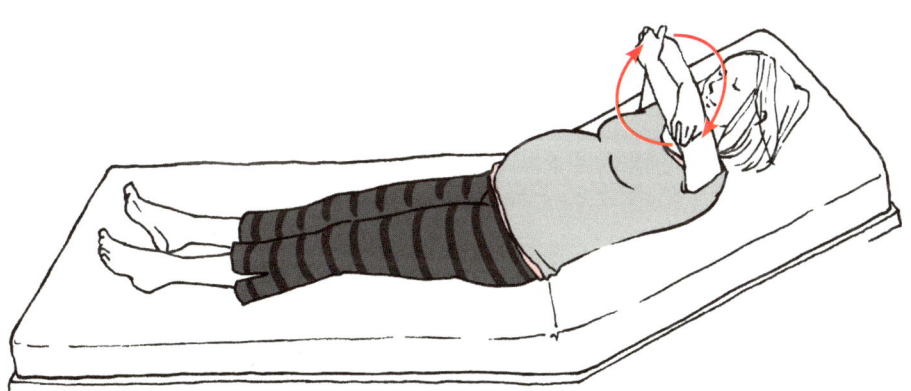

 또 다른 방법
'옆구리 문지르며 팔 굽혔다 펴기' (56~57쪽), '목욕수건 두르고 상체 비틀기'(84~85쪽)도 효과가 있다.

누운 상태에서 몸 풀어주는 방법

누워서 몸 풀기
(하반신 풀기)

무릎을 잡고 한 다리씩 빙글빙글 돌린다.

한쪽 무릎을 잡고 천천히 원을 그리듯이 돌린다. 돌리기 쉬운 쪽으로 5회 돌린 후 반대쪽으로도 5회를 실시한다. 번갈아 2회 실시한 후 돌리기 힘든 쪽으로 다시 5회를 돌린다. 반대쪽 무릎도 똑같이 진행하며, 움직임이 편해질 때까지 반복한다.

 또 다른 방법
'발꿈치 밀어내기'(100~101쪽),
'무릎 넘어뜨리기'(102~103쪽),
'하지 올렸다가 내리기'(146쪽),
'누워서 천천히 눌러 밟기'(166쪽)도
효과가 있다.

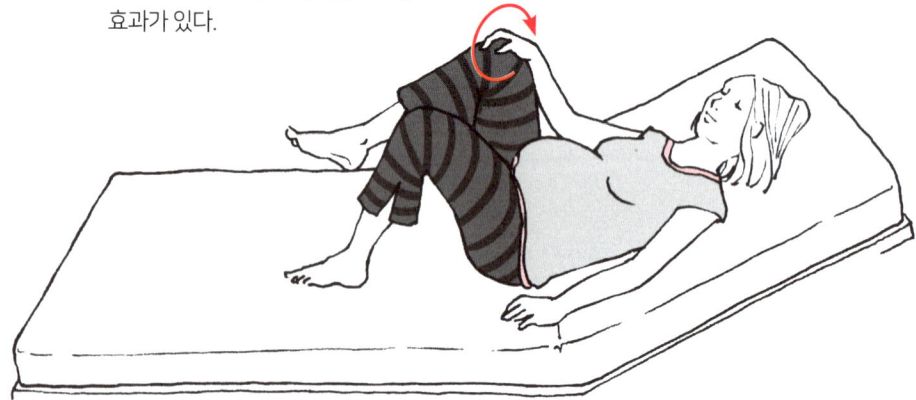

임신 후기에 준비해야 할 것

출산을 위해 입원할 때 추가로 필요한 것

병원 설명서에 있는 입원 물품 외에 아래 것들을 추가해주세요.

- ☐ 레그 워머(발토시)
- ☐ 얼굴수건
- ☐ 목욕수건

아무리 무더운 한여름이라 해도 에어컨을 세게 틀어 다리가 차가워지면 자궁이 딱딱해져 출산의 진행이 어려워집니다. 그러니 레그 워머를 준비해 발목을 따뜻하게 하고, 배가 차가워진 경우에는 목욕수건을 감도록 합니다.

출산 시에는 누구나 긴장하는 법입니다. 그럴 때 도움이 되는 것이 얇은 수건과 목욕수건을 이용한 '매듭수건을 활용한 동작 3가지'(78~83쪽)와 '목욕수건 두르고 상체 비틀기'(84~85쪽)입니다.

등을 풀어주면 점차 기분도 편안해집니다. 온몸의 여기저기가 뭉쳐서 어디부터 풀어줘야 할지 모를 때는 '일단 등부터 풀어준다'고 생각하면 정답입니다. 출산 도중에 체조를 할 때 아프게 느껴지는 혈에 매듭수건을 가져다대고 하면 효과가 배로 늘어납니다.

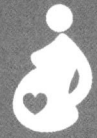 진통 중에도 계속 움직이는 것이 핵심!
순산을 돕는 동작과 마사지

순풍순풍
골반케어

CHAPTER
6

출산 당일 순산하도록 돕는 골반케어

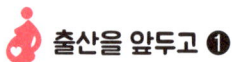 출산을 앞두고 ❶

출산은 엄마와 아기의 합작품

　자, 이제부터 본격적으로 출산 과정에 대해 살펴보겠습니다. 출산이란 '진통이 와서 자궁 입구가 열리고, 아기가 산도를 통과해 서서히 내려와 태어나고 태반이 나올 때까지'를 말합니다. 자궁 입구가 모두 열린 후의 '출산 제2기'에는 강한 진통이 반복되는데, 이때는 아기도 있는 힘껏 최선을 다합니다. 길을 찾고 산도 안에서 걸리기를 거듭하며 나오는 것이지요. 출산은 그야말로 엄마와 아기가 힘을 합쳐야 이루어낼 수 있습니다.

　하지만 치골에 단차가 있거나, 좌골이나 선골이 굽은 골반을 가진 경우 변형되어 튀어나온 뼈에 아기의 머리가 걸릴 수 있습니다. 이렇게 되면 엄마는 더 아프고 출산의 진행은 힘들어집니다. 아기도 상태가 안 좋아져 서둘러 제왕절개나 흡인출산을 준비해야 하는 경우도 있습니다. 그렇게 되지 않도록 출산 중간에도 몸을 계속 움직이는 것이 중요합니다.

출산 경과에 따른 대처법

※ 초산을 기준으로 작성함

출산 제1기(개구기)
초산 : 12~24시간 / 경산 : 6~12시간

경과

| 자궁 입구 0센티미터 | 자궁 입구가 3센티미터로 벌어진다. | 자궁 입구가 2시간마다 열린다. | 자궁 입구가 10센티미터가 되며 전부 열린다. |

진통 양상

| 처음에는 여유롭다. (생리통 정도) | · 누워 있을 수 없게 된다.
· 수축이 없을 때는 거짓말처럼 편해진다. | · 매우 아프다.
· 수축의 파도가 밀려오면 항문이 압박을 받는 느낌이 들며 자연스럽게 힘을 주고 싶어진다. |

진행 양상

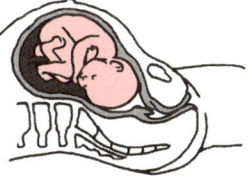 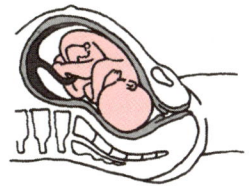 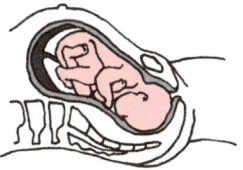

| 골반 입구까지 아기 머리의 가장 큰 부분이 내려온다. | 아기는 턱을 당기고 머리가 골반 입구에 끼인다. | 아기의 등이 모체의 배 쪽으로 돈다. |

대처법

· 순산을 돕는 동작을 한다. 아파도 쉬엄쉬엄 계속한다.
· 먹을 수 있을 때 먹고 수분을 섭취한다.
· 낮에는 움직이고, 밤에는 잔다.
· 2시간 간격으로 화장실에 간다.
· 가급적 동작을 반복한다.

무릎 잡고 빙글빙글 돌리기
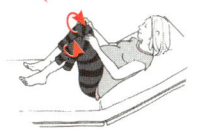

엉덩이 살랑살랑 한 팔 뻗기
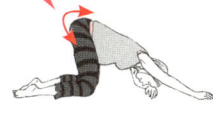

하지 올렸다가 내리기
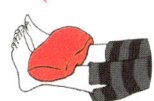

출산 경과에 따른 대처법

출산 제2기(만출기)
초산 : 2~3시간 / 경산 : 30분~2시간

경과

자궁 입구 10센티미터

자궁 입구가 전부 열리고 약 2시간 지나면 아기 머리가 보인다.

머리가 보인 후 밖으로 나올 때까지 약 30분이 걸린다.

머리가 나오고 몇 분 후 몸 전체가 나온다.

진통 양상

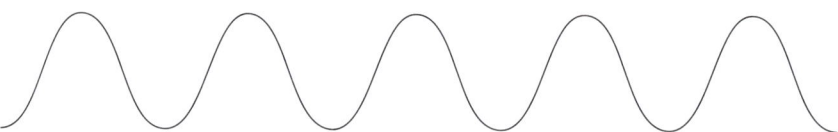

진통의 간격이 짧아지고 통증이 심해진다. 회음부가 찢어질 것 같다.

진행 양상

아기가 조금씩 내려와 머리카락이 보일락 말락 한다.

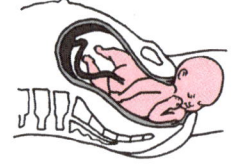

아기가 턱을 들면서 내려온다. 머리가 나오면 옆을 향한다.

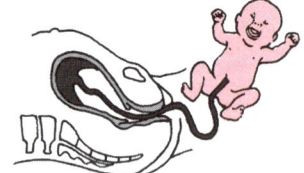

몸이 나온다.

대처법

· 팔다리에 힘을 빼려고 노력한다.
· 숨을 멈추지 말고 심호흡을 한다.
· 몸을 따뜻하게 한다.
· 가족이 마사지를 해준다.
· 편한 자세를 취하고 몸을 흔들거나 선골과 삼음교를 따뜻하게 한다.

아기가 힘들어지니 해서는 안 되는 행동

✗ 항문 조이기(특히 진통이 왔을 때)
✗ 진통 시에 호흡 멈추기

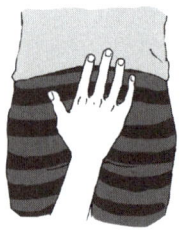
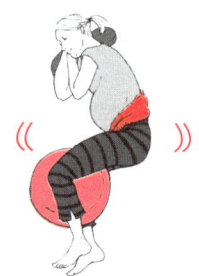

※ 초산을 기준으로 작성함

출산 제3기(산후기)	출산 제4기
아기가 태어난 후 10분 정도면 태반이 나온다.	출혈을 했으므로 몇 시간 동안 안정을 취한다.
가벼운 통증이 있다.	훗배앓이가 있다.
태반이 나온다.	· 하복부에 손을 대면 단단한 자궁이 만져진다. · 출산 후 출혈(오로)이 점점 준다.
· 몸을 이완시킨다. · 조산사(의사, 간호사)가 시키는 대로 따른다. · 절대로 배에 세게 힘을 주지 않는다.	· 산도 검사 · 회음부 꿰매기 · (몸을 닦는다) · (옷을 갈아입는다) · 첫 수유 · 캥거루 케어 · 자궁 끌어올리기 등

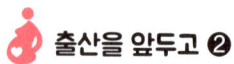 출산을 앞두고 ❷
진통이 **시작될 때**

초산의 경우 진통이 시작되고 출산이 끝날 때까지 대략 24시간이 걸립니다.

이 24시간의 초반을 어떻게 보내느냐에 따라 출산의 진행이 크게 달라집니다. 병원에 입원하자마자 "아파요"를 연발하며 꼼짝 않고 누워서 식사도 하지 않고 잠도 자지 않는가 하면 스마트폰을 만지며 진통을 실황 중계하는 것은 출산의 진행을 방해하는 최악의 행동입니다.

특히 텔레비전이나 휴대전화 화면의 강한 빛은 자연스러운 진통을 촉진하는 부교감신경의 작용을 억제하여 산도를 딱딱하게 만듭니다. 그러면 진통이 와도 골반이나 자궁 입구가 원활하게 열리지 않겠지요. 즉 '아파 죽겠는데도 출산이 진행되지 않는 상황'이 되는 것입니다.

여러분은 진통이 오면 가만히 누워서 꾹 참아야 한다고 여기고 있지는 않은가요? 이는 잘못된 생각입니다. 2시간에 한 번은 스스로 걸어서 화장실에 가도록 하세요. 배뇨를 하는 동작이 산도를 넓히기 쉽게 해주기 때문입니다. 화장실에 가는 것 이외에도 골반을 끊임없이 흔드는 등 이번 장에서 소개하는 순산을 돕는 동작을 미리 익혀두었다가 꼭 해보세요. 여왕처럼 꼼짝 않고 누워서 요구만 하는 사람은 출산이 쉽지 않다는 것이 조산사의 공통된 생각입니다.

또한 밤에 조금이라도 자두는 것이 좋습니다. 통증 때문에 자는 것이 쉽지 않겠지만 밤에 조금이라도 자야 출산을 촉진하는 호르몬이 분비됩니다. 반대로 그 호르몬이 잘 나오지 않는 낮에는 걷거나 이 책에서 소개하는 동작을 하면서 적극적으로 몸을 움직여야 합니다.

'지금까지 아무 준비도 못했다'며 후회하는 대신 '출산을 하는 중에라도 뭔가 할 수 있는 일이 있다면 열심히 하겠다'고 생각하세요. 시기마다 할 수 있는 자세를 취하고 가능한 동작을 반복하세요. 지금까지 관리하지 못한 만큼 입원 후부터라도 아기가 태어날 때까지 꾸준히 지속하는 것이 좋습니다. 그렇다고 무리하지는 마세요. 통증이 심할 때는 쉬어도 됩니다. 진통이 덜할 때 꾸준히 해주면 출산 과정이 한결 쉬워질 것이고, 그러다보면 곧 사랑스러운 아기의 건강한 울음소리를 듣게 될 것입니다.

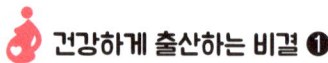 건강하게 출산하는 비결 ❶

아기에게
산소 공급하기

    통증이 아주 심해서 숨을 제대로 쉬지 못하는 임신부를 만나면 아무리 경험이 많은 조산사라도 출산을 돕기가 쉽지 않습니다.

    엄마가 진통을 할 때 태아는 에베레스트에 있는 것만큼이나 산소가 부족한 환경에 놓입니다. 엄마가 두 사람 몫의 호흡을 하지 못하면 태아에게 충분히 산소를 공급할 수 없습니다. 하지만 요즘 임신부는 평소에도 숨이 얕은데다 흉곽이나 등이 딱딱하게 굳어 있어 심호흡을 제대로 하지 못하는 사람이 대부분입니다.

    그럴 때 도움이 되는 동작이 바로 '어루만지면서 심호흡하기'입니다.

    몸의 앞쪽은 손으로 어루만지고, 손이 닿지 않는 등은 목욕수건을 이용합니다. 이렇게 어루만지면 흉곽의 움직임이 좋아져 공기가 많이 들어오게 됩니다. 풍선을 불기 전에 손으로 살짝 당겨주면 불기 쉬워지는 것을 생각하면 됩니다.

    심호흡을 통해 횡격막이 올라가면 태아도 더 움직이기 쉬워집니다. 진통이 그리 심하지 않은 단계에서 해주면 통증이 심해졌을 때도 자연스럽게 심호흡을 할 수 있습니다.

아기에게 산소를 공급하고 출산 시 긴장 푸는 동작

어루만지면서
심호흡하기

①

손으로 쇄골 주변을 좌우로 어루만진다.

손으로 쇄골 주변을 좌우로 어루만지면서 숨을 깊이 들이마신다(8까지 센다). 다시 8까지 세면서 천천히 숨을 내뱉는다. 어루만지는 부분이 움직이는 것을 느끼며 심호흡을 한다.

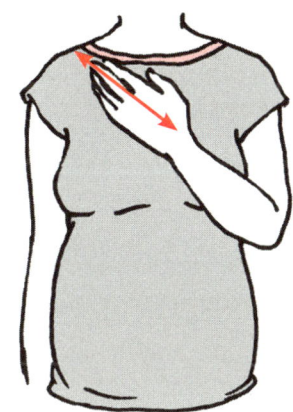

---

②

손으로 늑골 주변을 좌우로 어루만진다.

손으로 늑골 주변을 좌우로 어루만지면서 숨을 깊이 들이마신다(8까지 센다). 다시 8까지 세면서 천천히 숨을 내뱉는다.

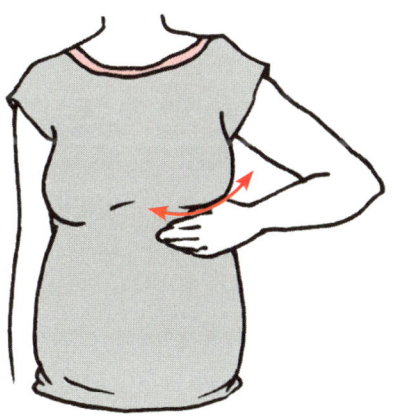

아기에게 산소를 공급하고 출산 시 긴장 푸는 동작

어루만지면서
심호흡하기

③

손으로 옆구리를 위아래, 좌우로 어루만진다.

두 손을 옆구리에 대고 위아래, 좌우로 차례대로 어루만지면서 숨을 들이마신다(8까지 센다). 계속 어루만지면서 8까지 세면서 천천히 숨을 내뱉는다.

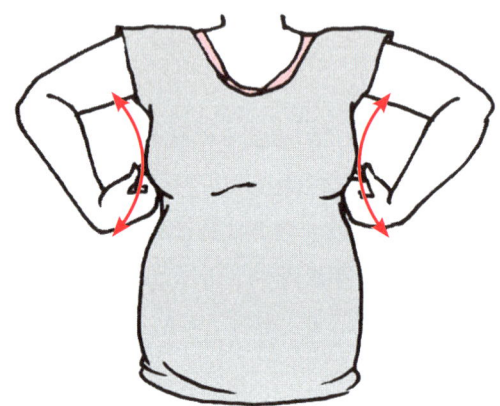

---

④

수건으로 등 전체를 문지른다.

목욕수건이나 매듭수건(77쪽)을 등에 감고 수건 끝을 양손으로 쥐어 문지르면서 숨을 들이마신다(8까지 센다). 8까지 세면서 천천히 숨을 내뱉는다. 폐의 뒤쪽에 해당하는 견갑골 주위를 중점적으로 문지른 다음 등 전체를 문지른다.

여기에 효과적!

- 태아에게 산소가 많이 전달된다.
- 출산 진행 중 산소를 투여받았을 때 더 좋은 효과가 난다.
- 횡격막을 올려 태아가 편안하게 지내도록 한다. 임신 초기부터 꾸준히 하면 더 좋다.
- 자세를 좋게 만든다.

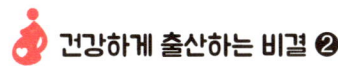
건강하게 출산하는 비결 ❷

진통이 **진행 중일 때**

조산사인 제가 출산 현장에서 임신부에게 권하는 3가지 동작이 있습니다.

- ☐ 하지 올렸다가 내리기 (146쪽)
- ☐ 엉덩이 살랑살랑 한 팔 뻗기 (147쪽)
- ☐ 무릎 잡고 빙글빙글 돌리기 (148~149쪽)

'하지 올렸다가 내리기', '무릎 잡고 빙글빙글 돌리기', '엉덩이 살랑살랑 한 팔 뻗기'는 모두 태아가 산도를 무사히 나오도록 돕는 순산 동작으로, 언급한 순서대로 실시하면 더 효과가 좋습니다.

실제로 진통 중에 실시했을 때 출산이 순조롭게 진행되는 것을 현장에서 수없이 목격할 수 있었습니다. 임신 초기부터 실천하면 순산할 수 있는 몸을 만들 수 있고, 미리 해두지 않았더라도 출산 시의 통증이 심해지기 전에 하면 효과를 발휘합니다.

동시에 눕는 자세도 확인해봅시다. 자세가 좌우로 휘어 있으면 산도가 똑바르지 못하다는 신호인데, 이때는 '누워서 어루만지며 팔 굽혔다 펴기'(150~151쪽)를 추천합니다. 휴식을 하는 틈틈이 이런 동작을 계속하면 산도의 변형이 바로잡히면서 출산이 빠르게 진행됩니다.

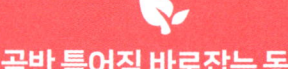

골반 틀어짐 바로잡는 동작

하지 올렸다가 내리기

* 배에 모니터를 장착한 상태에서도 가능하다.

발꿈치를 바닥 방향으로 1센티미터 정도 눌러준다.

이불 위에 천장을 보는 자세로 누워 다리 위에 쿠션을 올린다. 한쪽 다리씩 발끝을 세우고 바닥 방향으로 1센티미터 정도 눌러주며 8까지 센다. 발꿈치의 힘을 빼고 8까지 센다.

아주 살짝 발꿈치를 띄운다.

계속해서 쿠션을 들어올린다는 생각으로 다리를 조금 위쪽으로 올리고 8까지 센다. 마찬가지로 힘을 빼고 8까지 센다. 3회 반복해서 실시한 후 반대쪽 다리도 동일하게 진행한다.

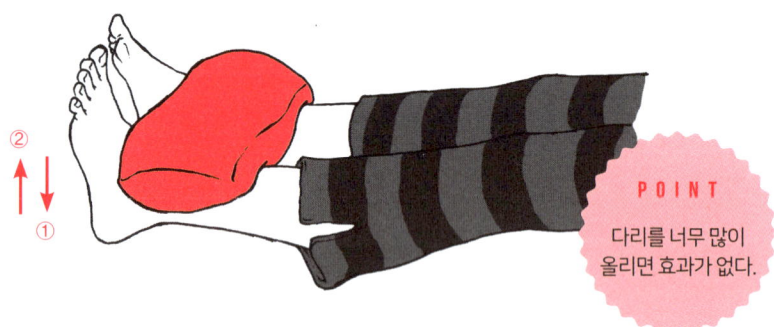

POINT
다리를 너무 많이 올리면 효과가 없다.

여기에 효과적!
- 튀어나온 선골, 치골의 틀어짐을 바로잡는다.
- 고관절의 움직일 수 있는 범위를 넓혀서 출산 자세를 취하기 쉽게 해준다.

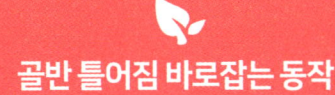

골반 틀어짐 바로잡는 동작

엉덩이 살랑살랑 한 팔 뻗기

* 배에 모니터를 장착하지 않았을 때 실시한다(52~55쪽 참조).

한 팔을 뻗으면서 엉덩이를 흔든다.

네 발 기기 자세를 하고 양 팔꿈치를 바닥에 댄 후 엉덩이를 좌우로 흔든다. 이 동작을 계속하면서 한 팔을 똑바로 뻗는다. 8까지 센 후에는 뻗은 팔을 원래대로 되돌리고 8까지 센다. 다음으로 반대쪽 팔을 뻗어 8까지 센다. 왼손, 오른손 번갈아가며 3회 반복한다. 힘들면 쉬면서 하되 최소 30분은 하는 것이 좋다.

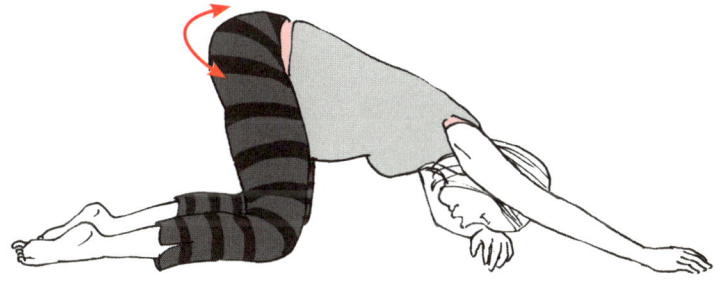

여기에 효과적!

- 태아가 산도를 통과하기 쉬워져 출산의 진행이 원활해진다.
- 출산의 진행이 멈췄을 때 다시 힘을 주기 전에 하면 좋다.

 TIP 잘 되지 않을 때는

무릎을 꿇고 앉아 두 손을 바닥에 댄 상태에서 엉덩이를 살짝 들어올린 후 좌우로 흔든다. 쿠션을 안고 하는 것이 편하다면 그렇게 해도 된다. 최종적으로는 무릎을 바닥에 대고 엉덩이를 높일 수 있도록 한다.

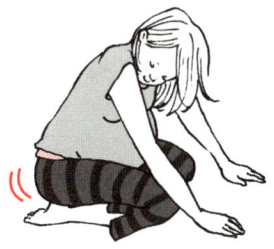

산도를 유연하고 넓게 만드는 동작

무릎 잡고 빙글빙글 돌리기

* 배에 모니터를 장착한 상태에서도 가능하다.

천장을 보고 누워 두 손으로 무릎을 잡는다.

천장을 보고 누워 두 손으로 무릎을 잡는다. 이 자세를 취하면 산도의 공간이 넓어져서 태아가 통과하기 쉽다.

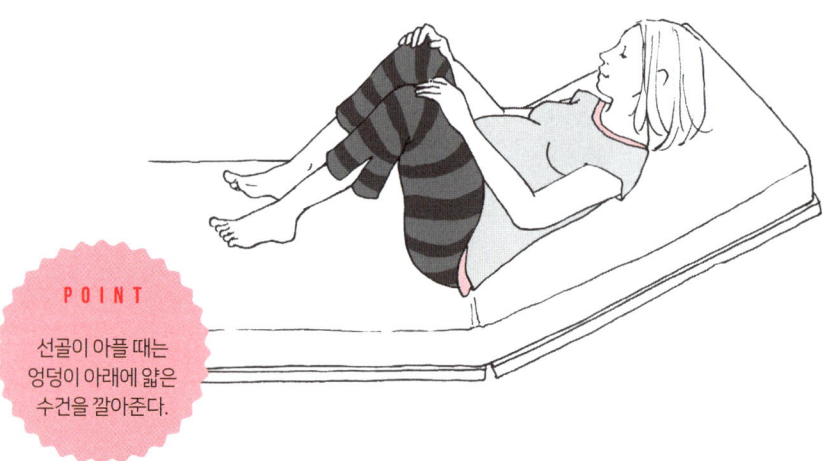

POINT
선골이 아플 때는 엉덩이 아래에 얇은 수건을 깔아준다.

 두 손이 무릎에 닿지 않을 때

한쪽 손이 무릎에 닿으면 그 자세로 작게 무릎을 흔들어주기만 해도 된다. 만약 무릎에 손이 닿지 않을 때는 허벅지 안쪽을 아래에서 위로 부드럽게 어루만진다. 허벅지의 앞과 뒤, 안쪽, 바깥쪽도 위를 향해 어루만지면 다리를 들어올리기 쉬워진다. 20~30회 정도 어루만지면 손이 무릎에 닿는다.

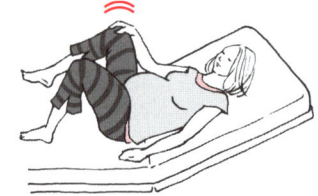

② 양 무릎을 벌리고 빙글빙글 돌린다.

양 무릎을 벌리고 양손으로 10회 정도 빙글빙글 돌린다. 돌리는 방향은 크게 상관없으므로 밖에서 안으로든, 안에서 밖으로든 편한 쪽으로 돌린다.

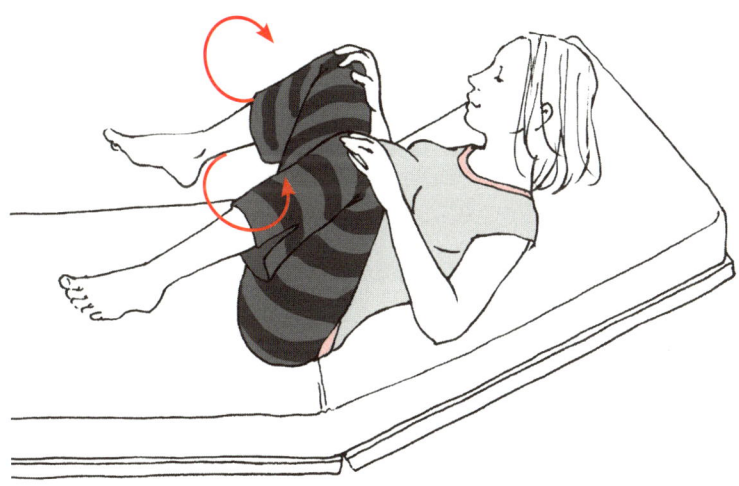

여기에 효과적!

- 고관절 주위와 안쪽 허벅지의 근육을 풀어 양 무릎이 벌어지기 쉽게 하며, 출산 시의 체위를 취하기 수월해진다.
- 산도를 유연하게 만들고 넓혀준다.

휘어진 자세를 고치고 아기가 통과하기 쉽게 하는 동작

누워서 어루만지며 팔 굽혔다 펴기

* '옆구리 문지르며 팔 굽혔다 펴기'(56~57쪽) 참조

누운 자세가 휘어져 있지는 않나요?

침대에 누웠을 때 가족에게 자신의 누운 자세를 확인해달라고 한다. 스스로는 똑바로 누웠다고 생각해도 그림처럼 휘어져 있으면 아기가 중간에 걸려서 출산이 길어지기도 한다. '누워서 어루만지며 팔 굽혔다 펴기'를 통해 좌우의 틀어짐을 바로잡을 수 있다.

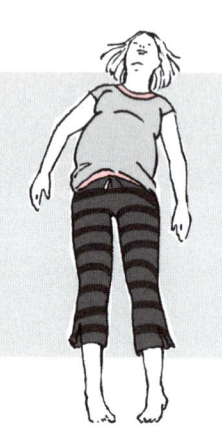

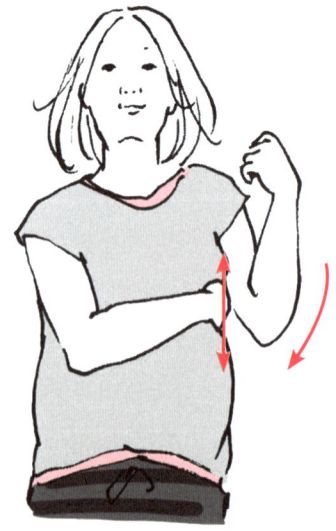

1

어루만지면서 옆구리를 움츠린다.

누웠을 때 휘어진 쪽부터 실시한다. 아자아자를 할 때처럼 팔꿈치를 구부린다. 옆구리를 어루만지면서 움츠리고 8까지 센다. 힘을 빼고 8까지 센다. 이 동작을 3회 반복한다.

② 어루만지면서 옆구리를 편다.

파이팅을 할 때처럼 팔을 쭉 뻗고 옆구리를 편다. 옆구리를 어루만지면서 뻗은 채 8까지 센다. 힘을 빼고 8까지 센다. 이쪽은 1회만 해도 괜찮다. 반대쪽도 똑같이 진행한다.

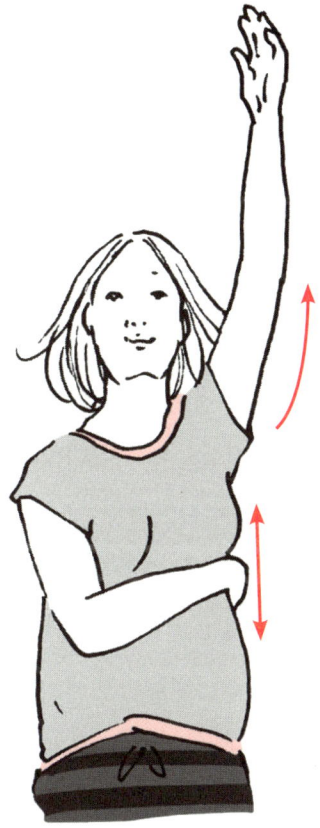

여기에 효과적!

- 움츠린 쪽을 펴주면 자궁의 좌우 차이가 바로잡히면서 태아가 산도에서 걸리지 않고 잘 빠져나올 수 있다.

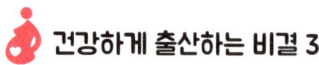 건강하게 출산하는 비결 3
진통이 **너무 심할 때**

　출산 도중에 아파하는 임신부에게 가족이 세게 마사지를 해주는 모습을 종종 볼 수 있습니다. 그런데 안타깝게도 때를 밀듯이 세게 위아래로 북북 비비면 몸이 더 딱딱해져 출산의 진행을 방해합니다.

　저는 진통으로 힘들어하는 임신부에게 등 마사지를 해주는데, 등을 영역별로 나누어 마사지를 해주고는 "어느 방향으로 해주는 것이 시원해요?"라고 물어보고는 시원한 부위를 천천히 쓰다듬듯이 합니다. 마사지를 하는 도중에 시원한 부위가 바뀌기도 하므로 그때그때 임기응변식으로 해줍니다.

　제 경험에 따르면 '위에서 아래로 쓰다듬는 것'이 시원하다고 할 때는 출산이 아직 멀었지만, '아래에서 위로 쓰다듬는 것'이 시원하면 출산이 빠르게 진행되곤 했습니다.

　또 다음에 소개하는 엉덩이의 '선골'을 따뜻하게 쓰다듬으면서 발목의 '삼음교' 혈에 약한 압을 가하는 방법(154~155쪽)도 추천합니다. 두 곳을 동시에 약하게 자극하면 자극이 공명하듯이 서로 전달되어 불필요한 긴장이 풀리고 보다 편안해집니다. 도와줄 사람이 없을 때는 작게 뭉친 티슈를 삼음교 혈에 댄 다음 양말에 끼워두기만 해도 훨씬 도움이 됩니다.

긴장 완화하고 출산 원활하게 하는 동작

등 마사지

등을 '위·한가운데·아래' 영역으로 나누어 쓰다듬는다.

① 등을 아래 그림의 점선처럼 위·한가운데·아래 영역으로 나눈다.

② 각각의 영역에서 올리기, 내리기 중 어느 쪽이 시원한지, 안쪽에서 바깥쪽, 바깥쪽에서 안쪽으로 쓰다듬는 것 중 어느 쪽이 시원한지를 확인하면서 시원한 방향으로 천천히 부드럽게 쓰다듬는다.

③ 쓰다듬는 강도는 손으로 만진 피부가 미세하게 움직이는 정도가 좋다.

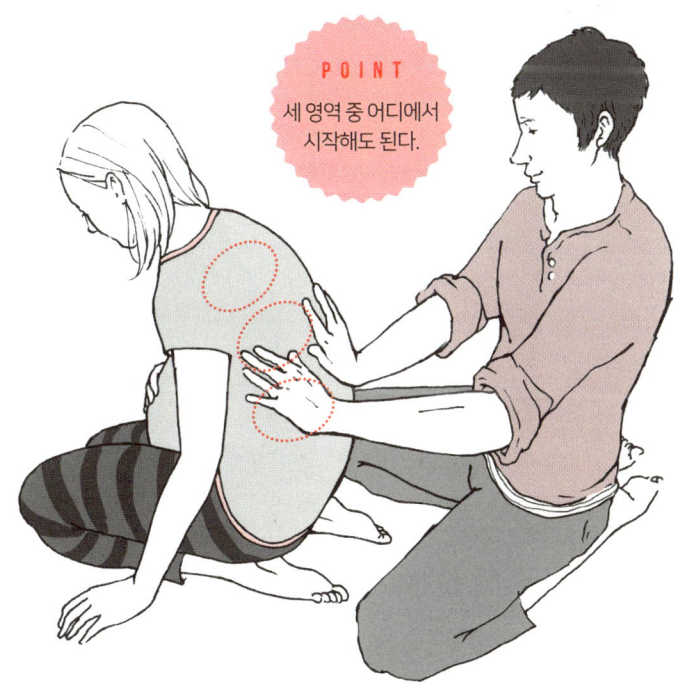

POINT 세 영역 중 어디에서 시작해도 된다.

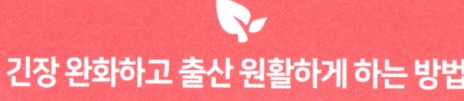

긴장 완화하고 출산 원활하게 하는 방법

엉덩이 마사지

엉덩이는 '선골·엉덩이'로 나누어 쓰다듬는다.

선골은 손바닥으로 감싸고 따뜻하게 쓰다듬는다. 좌우의 엉덩이(둔부) 부분은 위아래, 안팎 중 시원한 방향을 확인하며 천천히 부드럽게 쓰다듬는다.

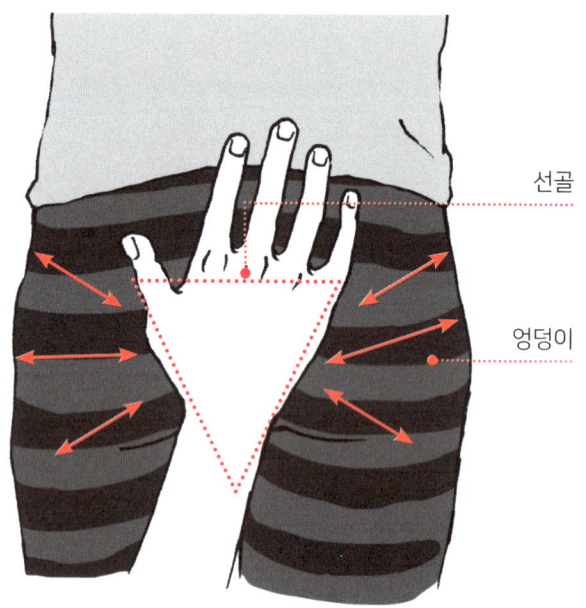

긴장 완화하고 출산 원활하게 하는 방법

삼음교 누르기

삼음교에 손가락을 댄다.

삼음교 혈에 손가락을 댄다. 세게 누르지 않아도 되며 손톱 색이 변하지 않을 정도의 가벼운 압력으로도 효과가 있다. 혈이 있는 안쪽 복사뼈 주변이 차가워지면 출산의 진행이 어려워지므로 손으로 쓰다듬거나 양말, 레그워머(발토시) 등으로 따뜻하게 해준다.

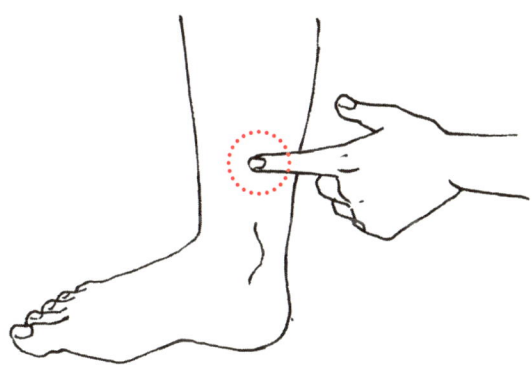

 삼음교 혈 찾는 법

복사뼈 안쪽 튀어나온 부위에 새끼손가락을 대고 손가락 4개 정도 위쪽이 삼음교 자리다. 그 부위에 손가락을 대고 조금씩 위치를 바꿔가면서 '살짝 누르는데 세게 누르는 것처럼 느껴지는 곳'을 찾는다. 혈에 손가락이 닿으면 미세한 압력으로도 통증을 느끼는 사람이 있다.

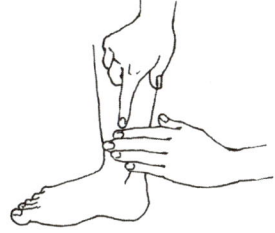

출산 현장에서 ❶

출산을 돕는 '삼음교' 누르기

둘째 아이를 임신했을 때 요통과 부종으로 고생한 경험이 있고, 이제 곧 셋째를 낳을 임신부를 만난 적이 있습니다. 그녀는 "예정일도 이미 지났고 부어오기 시작해서 얼른 아기를 낳고 싶어요. 인터넷으로 검색해서 삼음교 혈을 눌러주는데 전혀 배가 당기지 않네요"라고 하소연했습니다.

저는 "삼음교 혈은 안쪽 복사뼈에서 손가락 4개 정도가 오는 위치인데, 당신은 5개 정도가 오는 자리네요(혈의 위치는 개인차가 있습니다). 살짝 피부를 눌렀을 때 유달리 예민하게 느껴지는 부위예요"라며 혈을 찾는 방법을 설명해주었습니다.

임신부를 매트 위에 천장을 보고 눕게 하고는 엉덩이에 매듭수건을 놓고 삼음교 혈에 손가락을 대자 배가 부드러워지고 아기가 움직이기 시작했습니다. 임신부는 그 모습을 보고 놀라워했습니다. 엄마가 아무것도 느끼지 못해도 아기는 민감하게 반응하고 있는 것입니다.

며칠 후 그 임신부에게서 "출산하는 동안 계속 삼음교 혈에 티슈를 말아서 대고 있었더니 생각보다 훨씬 수월하게 아기를 낳았어요!"라는 기분 좋은 연락을 받았습니다. 그런데 삼음교는 출산을 진행시키지만 '출산을 일으키는' 혈은 아닙니다. 출산을 일으키는 것은 태아의 호르몬입니다. 그것에 반응해 진통이 제대로 올지 말지는 엄마의 몸에 달렸습니다.

출산 현장에서 ❷

치우친 자궁 바로잡아 순산하기

출산 예정일을 한참 넘겨 유도분만을 하기 위해 진통 촉진제를 맞는 임신부가 있었습니다. 오후 1시 30분, 여전히 진통은 없고 자궁 입구가 1센티미터 정도 열렸습니다. 저는 "배 당김은 어떤가요?"라고 묻고는 이불을 들어 임신부의 배 모양을 확인했는데 큰일이었습니다. 오른쪽으로 치우친 배는 호리병 모양이었고 고무줄 자국이 여러 곳에 나 있었습니다. 아직 진통이 심하지 않은 것이 다행이었습니다. 이대로는 진통은 진통대로 하면서 출산이 쉽지 않을 것 같았습니다.

저는 부랴부랴 '하지 올렸다가 내리기'(146쪽)를 하게 한 후 손바닥으로 근원부를 만지니 허벅지 쪽도 배 쪽도 딱딱했습니다. 그래서 무릎을 들어올리고 안팎으로 작게 흔들어 고관절의 움직임을 좋게 만든 후 '무릎 잡고 빙글빙글 돌리기'(148~149쪽)를 쉬엄쉬엄 하게 했습니다. 그런데도 치우친 배는 그대로였습니다.

결국 '누워서 어루만지며 팔 굽혔다 펴기'(150~151쪽)를 반복하자 자궁이 좌우 대칭으로 돌아왔습니다. 그리고 '엉덩이 살랑살랑 한 팔 뻗기'(147쪽)를 계속한 결과, 오후 3시에 진통이 왔고, 4시 45분에 3.4킬로그램의 여자아이를 자연출산할 수 있었습니다.

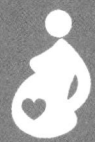 골반 교정은 출산 후 바로 시작!
출산 후의 요통과 가슴 당김을 해소

순풍순풍
골반케어

CHAPTER

7

출산 후 골반케어

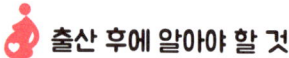 출산 후에 알아야 할 것

느슨해진 골반
몸 안쪽부터 바로잡기

　임신 중에 골반케어를 통해 바로잡은 골반도 출산을 하면서 벌어지고 느슨해집니다. 특히 서로 붙어 있어야 할 '치골결합'이 출산 직후에 2~3센티미터 정도 벌어지기도 합니다. 그러면 앞으로 걷는 것이 힘들어지고 차라리 뒤로 걷는 것이 편합니다. 이런 통증을 참으면서 아기를 돌보다보면 엉덩이나 다리 근원부 등 골반 주위를 비롯한 몸 여기저기가 아프고 일상생활을 하기 어려워질 수도 있습니다.

　따라서 출산 후 곧바로 골반을 올바른 형태로 지지해주어야 합니다. 무명천을 사용해도 되지만 출혈로 인해 더러워지기 쉬우니 쉽게 고쳐 감을 수 있고 몇 번 쓰고 버려도 되는 시판 제품을 추천합니다(46쪽 참조). 특히 건미 벨트는 원래 일회용으로 개발된 의료용 벨트이지만 더러워져도 몇 번 정도는 빨아서 쓸 수 있습니다. 골반이 느슨해져 있는 출산 후에는 지지할 때마다 점점 골반이 조여지는 것을 실감할 수 있습니다.

　골반을 지지해주면 출산 후에 흔한 '화장실 문제'에도 효과가 있습니다. 출산 후에는 자궁을 지지하던 골반저근도 느슨해집니다. 걷거나 화장실에 갈 때 압력이 가해지면 자궁은 물론이고 골반저근에 의해 지지되는 방광과 항문도 처지게 되지요. 출산 후에 요실금이나 변비, 치질 등으로 고생하는 사람이 많은 것은 이러한 까닭 때문입니다. 자궁이 처지거나 붓고, 자궁이 밖으로 튀어나오는 '자궁돌출'을 경험하는 경우도 마찬가지입니다. 제가 "출산은 순조롭게 잘 됐는데 왜 이렇게 피로해 보이나요?"라고 물었을 때 "내장이 처진 것 같은 느낌 때문에 힘들어요"라고 대답하는 사람도 있습니다.

이를 피하기 위해서라도 산후에도 꼭 골반을 지지해주어야 합니다. 또한 출산 후에는 아래로 처진 내장을 제대로 끌어올려야 합니다. 골반을 벨트로 지지함과 동시에 '골반 높이 올리고 항문 조이기'(49~50쪽)를 해보세요. 더불어 '엉덩이 살랑살랑한 팔 뻗기'(52~55쪽)를 해주면 몸 곳곳의 뭉침도 풀립니다. 산후통으로 힘들 때는 '누워서 자궁 끌어올리기'(164~165쪽)를 추천합니다.

출산 후에는 배의 피부가 느슨해져 배 위에서 쉽게 자궁이 만져지므로 아래로 내려간 자궁을 스스로 끌어올릴 수 있습니다. 이렇게 끌어올린 후에는 즉시 목욕수건을 감아서(164~165쪽) 자궁을 지지해주세요. 자궁의 급속한 수축을 막고, 통증도 줄여줄 것입니다.

출산 후 느슨해진 골반 확실하게 되돌리는 동작

천으로 골반 지지하기

1

천을 엉덩이 쪽에서 감아 치골 높이에 댄다.

무릎으로 서는 자세를 취한다. 천을 두 번 접어 중심을 엉덩이에 맞추고 뒤에서 앞으로 감는다. 접힌 부분의 구멍에 천 끝을 넣는다.

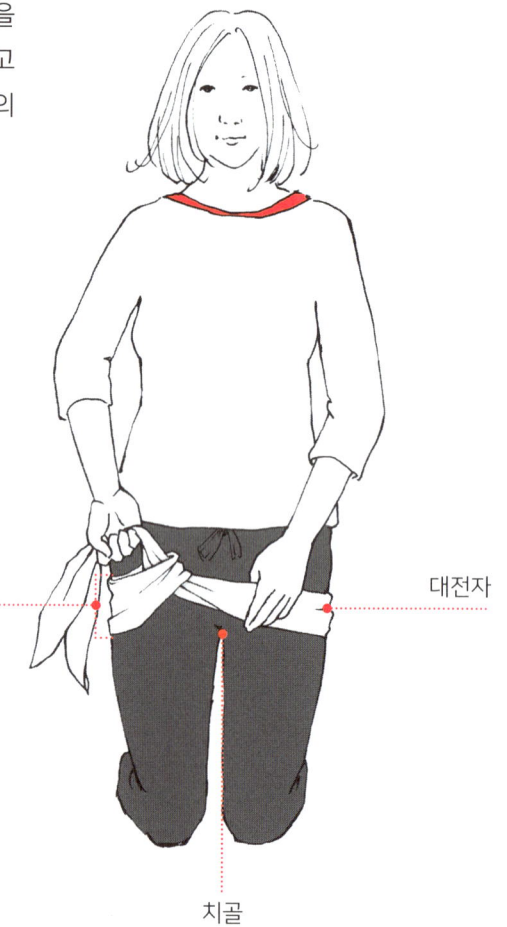

여기가 바른 위치

정면에서 보았을 때 치골(언더헤어가 있는 부분)과 대전자(대퇴골 상단 바깥쪽의 돌기를 따라 감겨 있으면 된다. 이 위치보다 위에서 골반을 감으면 골반이 더 느슨해지는 방향으로 벌어지니 주의하자.

대전자

치골

※ 출산 후에는 치골이 벌어지기 마련입니다. 출산 후에는 '뒤에서 앞으로 감기'(42~43쪽)로 치골을 바로잡 듯이 골반을 지지해야 합니다. 천을 사용해도 괜찮지만 다루기 쉬운 건미 벨트(46쪽 참고)를 추천합니다. 출산 후에는 벌어진 골반이 되돌아오는 속도가 빠르므로 자주 고쳐 감는 것이 좋습니다. 쉽게 감는 방법을 소개합니다.

2

끝을 양쪽으로 당기면서 무릎으로 탕탕 하고 제자리걸음을 한다.

통과시킨 천의 끝부분을 좌우로 당기면서 무릎으로 탕탕 하고 제자리걸음을 한다. 제자리걸음과 동시에 골반이 수축된다.

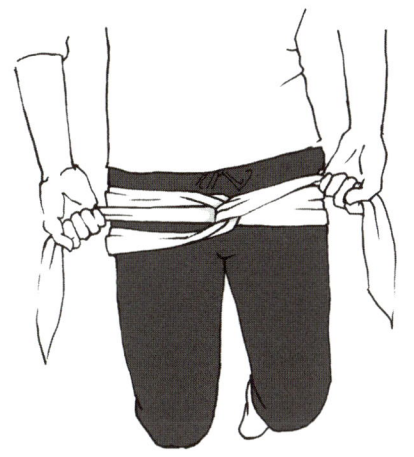

3

끝을 휙 돌려 나비 모양으로 만든다.

천이 풀리지 않도록 힘을 주면서 한쪽 끝을 배 앞에서 위아래로 한 번 돌리면 잘 빠지지 않는다. 끝 부분을 끼워 넣는다.

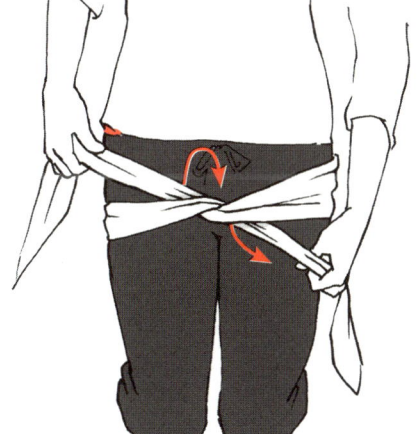

여기에 효과적!

- 벨트를 감고 '골반케어 기본 동작 3가지'(48~57쪽)을 실시하면 더 빨리 골반이 수축된다.

후진통과 내장이 처진 불쾌감 해소하는 동작

누워서 자궁 끌어올리기

방법 1

천장을 보고 누워 골반을 높이 올린다.

엉덩이 아래 쿠션을 깔고 눕는다. 하복부를 만졌을 때 단단한 멜론 모양의 것이 만져지는데 그것이 자궁이다. 그 부위에 두 손을 대고 살짝 들어올린다. 배꼽 방향으로 부드럽게 들어올려야 한다.

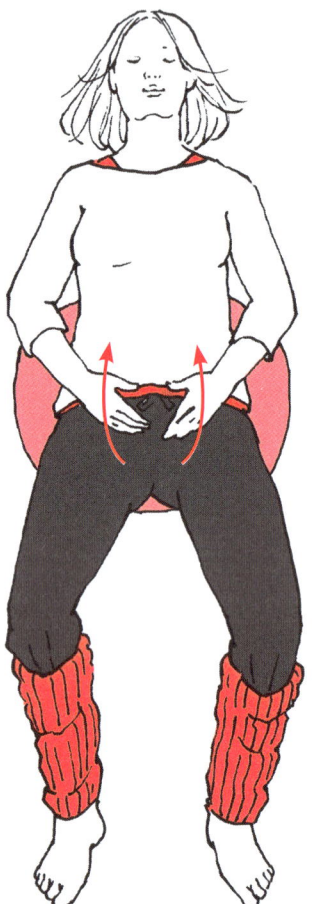

POINT
레그 워머로 발목을 따뜻하게 하면 후진통이 완화된다.

방법 2

목욕수건으로 자궁과 허리를 지지한다.

기껏 자궁을 끌어올려도 그대로 두면 자궁이 다시 내려가 통증이 부활한다. 목욕수건을 배에서부터 근원부에 맞춰 감으면 자궁을 지지할 수 있다.

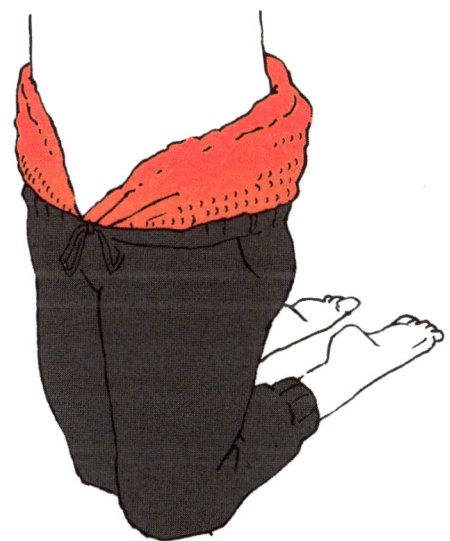

여기에 효과적!

- 아래로 내려간 자궁을 들어올려 대소변 문제를 예방한다.
- 후진통의 아픔이나 출혈을 완화한다.
- 근원부의 통증과 요통을 줄인다.

출산 후 휘청거림을 개선하는 동작

누워서 천천히 눌러 밟기

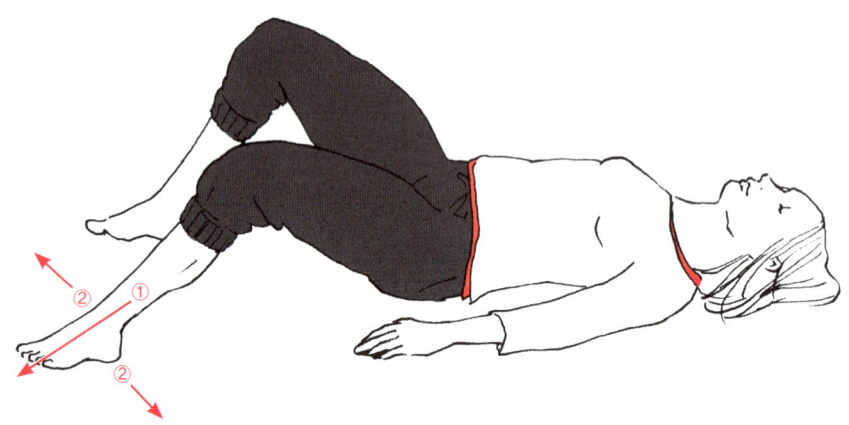

1

천장을 보고 누워 액셀을 밟듯이 다리를 눌러 밟는다.

천장을 보고 누운 후 양 무릎을 세우고 다리는 자연스럽게 벌린다. 발바닥을 바닥에 딱 붙이고 자동차 액셀을 밟듯이 8까지 세면서 눌러 밟고 엉덩이 근육이 단단해질 때까지 힘을 준다. 힘을 빼고 8까지 센다. 이 동작을 3회 반복한다.

2

안쪽과 바깥쪽으로 눌러 밟는다.

바깥쪽으로 눌러 밟으면 허벅지 바깥쪽부터 허리, 안쪽으로 눌러 밟으면 허벅지 안쪽과 치골의 통증에 효과적이다. ① → ②의 세 방향으로 눌러 밟은 다음에는 반대쪽 다리로도 똑같이 진행한다(104~105쪽 ② 참조).

여기에 효과적!

- 아기를 안고 걸을 때 휘청거리지 않는다.
- 근원부와 고관절, 좌골의 통증을 개선한다.
- 등뼈의 곡선이 일정해지면서 허리 통증이 줄어든다.

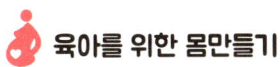 육아를 위한 몸만들기

수유가 잘 되도록
등 풀어주기

출산 후 바로 시작되는 육아는 기저귀 갈기, 수유, 목욕 등 몸을 앞으로 숙이는 동작이 많습니다. 이런 동작이 계속되면 엄마의 등과 견갑골 주위는 물론 팔꿈치까지도 뻣뻣하게 굳게 됩니다.

가슴이 너무 많이 당기거나 멍울이 생겨서 유선염에 걸리고, 아기가 빨면 격심한 통증이 생기는 등의 문제를 가진 사람은 등 이곳저곳이 굳고 뭉쳐 있습니다. 유방, 쇄골이나 겨드랑이, 등 부분은 근육과 신경이 연결되어 있으므로 등이 뭉치면 '젖 공장'인 유선으로 가는 혈액순환이 나빠집니다.

그러나 가슴의 멍울을 풀기 위해 세게 주무르는 것은 오히려 역효과를 불러옵니다. 다음에 소개하는 '매듭수건으로 등 풀기'(168~169쪽)를 실시하세요. 그리고 가슴을 좌우, 위아래로 잡아당기는 '가슴 마사지'(170~171쪽)를 하면 뭉친 것이 완화됩니다. 또 상반신을 골고루 풀어주는 '가로 8자 만들기'(172~175쪽)도 수유 전후의 몸 풀기에 아주 좋습니다. 아기를 안는 것도 한결 수월해집니다.

뭉친 등을 풀고 가슴을 부드럽게 하는 동작

매듭수건으로 등 풀기

준비물 : **두 번 묶은 매듭수건**
(77쪽 ③ 또는 ④)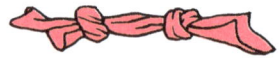

등 아래쪽에 매듭수건을 댄다.

풀어주어야 하는 곳은 가슴 아래(언더바스트)의 살짝 위 쪽 등이다. 그 주위에 매듭수건을 대보고 시원하게 느껴지는 곳에 매듭수건을 대고 눕는다. 천장을 보고 누워서 해도 되고, 의자에 앉아서 해도 된다.

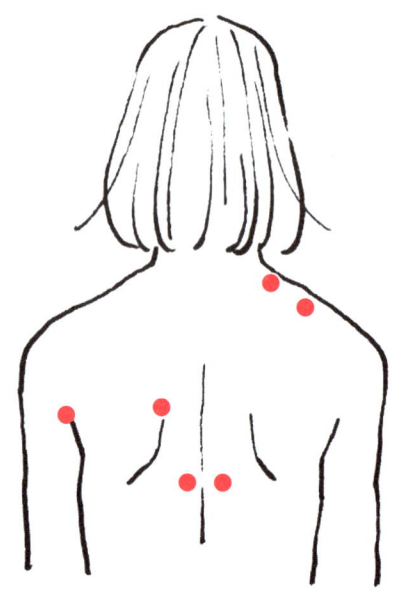

② 팔짱을 끼고 좌우로 흔든다.

천장을 보고 누워 무릎을 세운다. 등 아래에 매듭수건을 대고 팔짱을 낀 후 좌우로 흔들듯이 몸을 움직인다. 가끔 휴식을 취하면서 가슴이 풀리는 느낌이 들 때까지 흔든다.

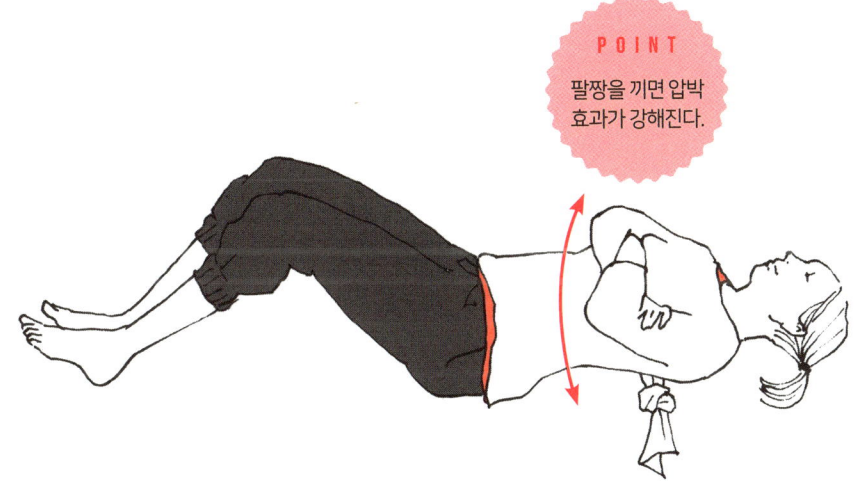

POINT
팔짱을 끼면 압박 효과가 강해진다.

여기에 효과적!
- 등에 매듭수건을 대고 흔들면 뭉침이 풀리면서 신경과 혈관으로 연결되어 있는 가슴 기저부가 부드러워진다.

멍울과 당김, 젖이 잘 안 나올 때 효과적인 방법

가슴 마사지

가로로 모았다가 잡아 늘리기

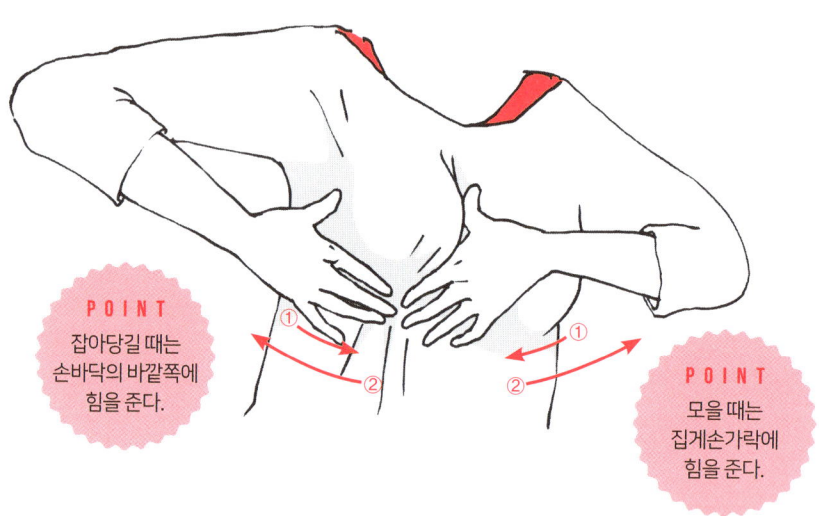

POINT 잡아당길 때는 손바닥의 바깥쪽에 힘을 준다.

POINT 모을 때는 집게손가락에 힘을 준다.

1

한쪽 가슴의 좌우에 손을 얹고 안쪽으로 모은다.

천장을 보고 누워서 한쪽 가슴의 좌우에 손을 얹고 바깥쪽에서 안쪽으로 손바닥을 이용하여 미끄러지듯이 모으는 동작을 5회 실시한다.

2

가슴을 바깥쪽으로 잡아당긴다.

손의 위치를 유지한 채로 바깥쪽으로 잡아당긴다. 이것도 5회를 실시하고, ①과 ②를 3세트 진행한다. 반대쪽 가슴도 동일한 동작을 해준다.

세로로 모았다가 잡아 늘리기

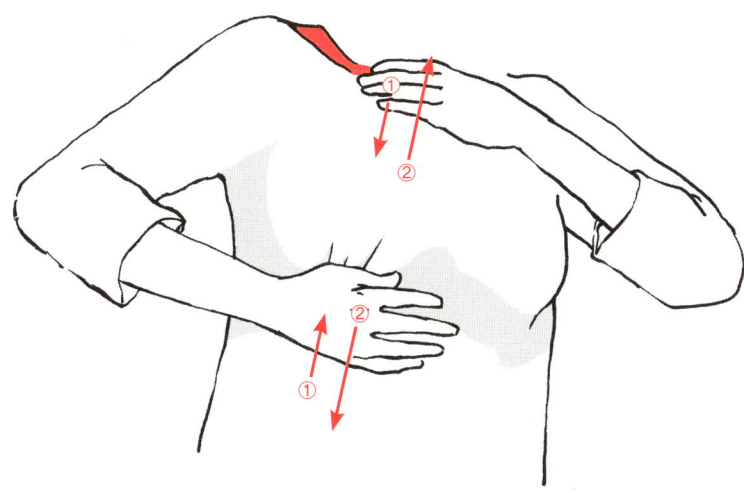

1
한쪽 가슴의 위아래에 손을 얹고 안쪽으로 모은다.

한쪽 가슴의 위아래에 손을 얹고 손바닥을 이용하여 미끄러지듯이 바깥쪽에서 안쪽으로 모으는 동작을 5회 실시한다.

2
가슴을 바깥쪽으로 잡아 늘린다.

손의 위치를 유지한 채로 바깥쪽으로 잡아 늘린다. 이것도 5회를 실시하고, ①과 ②를 3세트 진행한다. 반대쪽 가슴도 동일한 동작을 해준다.

TIP 더 좋은 효과를 보려면
천장을 보고 누워서 가슴 마사지를 할 때 '매듭수건으로 등 풀기'(168~169쪽)처럼 매듭수건을 등에 대면 효과가 더 좋다. 의자에 앉아서 해도 된다.

여기에 효과적!
- 가슴 바닥을 잡아당기면 멍울이 풀리면서 통증이 완화된다.

수유 전후 뭉친 상반신 풀어주는 동작

가로 8자 만들기

①

배꼽 앞에서 작게 8자를 그리며 팔을 푼다.

바른 자세로 의자에 앉는다. 손을 깍지 끼고 오른쪽 손등이 위, 왼쪽 손등이 위로 오는 순서로 손목을 돌리면서 작은 8자를 5회 그린다. 그런 다음에는 왼쪽 손등이 위로 오는 순서부터 시작해 동일하게 진행한다.

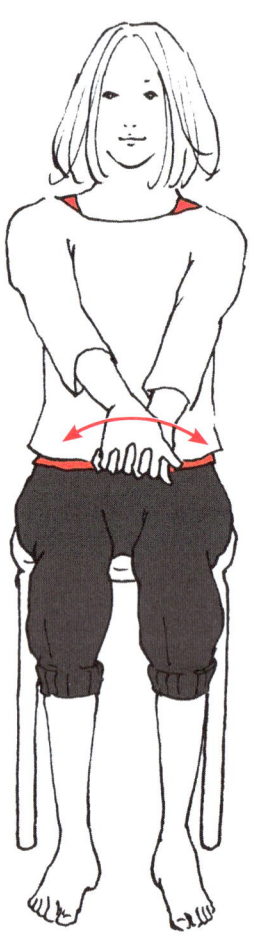

2

얼굴 앞에서 크게 8자를 그리며 팔꿈치와 팔을 푼다.

팔꿈치를 펴고 팔을 쭉 뻗어 얼굴 앞에서 크게 가로로 8자를 그린다. 오른쪽 손등이 위, 왼쪽 손등이 아래인 상태에서 시작해 1부터 센다. 5를 셀 때는 아래쪽에 가 있는 팔꿈치를 뒤로 당긴다. 그런 다음에는 왼쪽 손등이 위로 오는 순서부터 시작해 동일하게 진행한다.

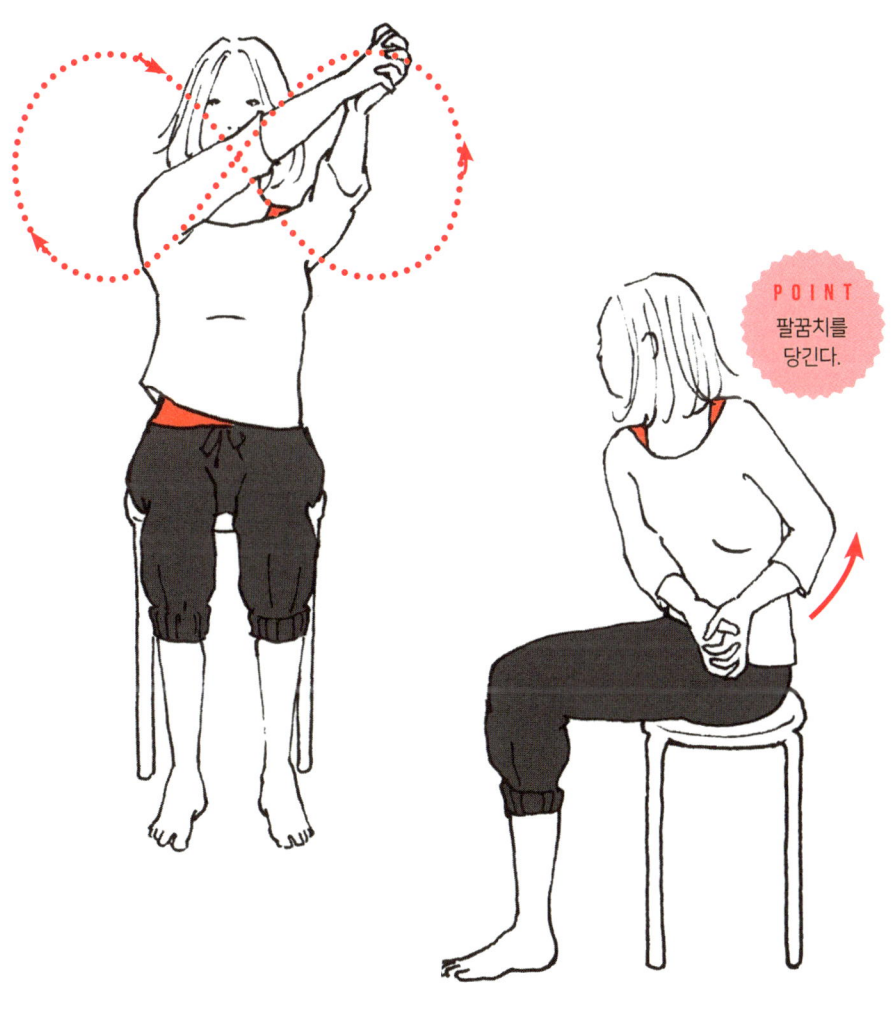

POINT
팔꿈치를
당긴다.

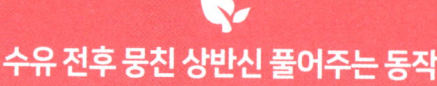

가로 8자 만들기

③

크게 8자를 그리면서 어깨와 등을 푼다.

팔을 최대한 위로 뻗어 더 크게 8자를 그린다. 오른쪽 손등이 위, 왼쪽 손등이 아래인 상태에서 시작해 1부터 센다. 5를 셀 때는 아래쪽에 가 있는 팔꿈치를 힘껏 뒤로 당긴다. 그런 다음에는 왼쪽 손등이 위로 오는 순서부터 시작해 동일하게 진행한다.

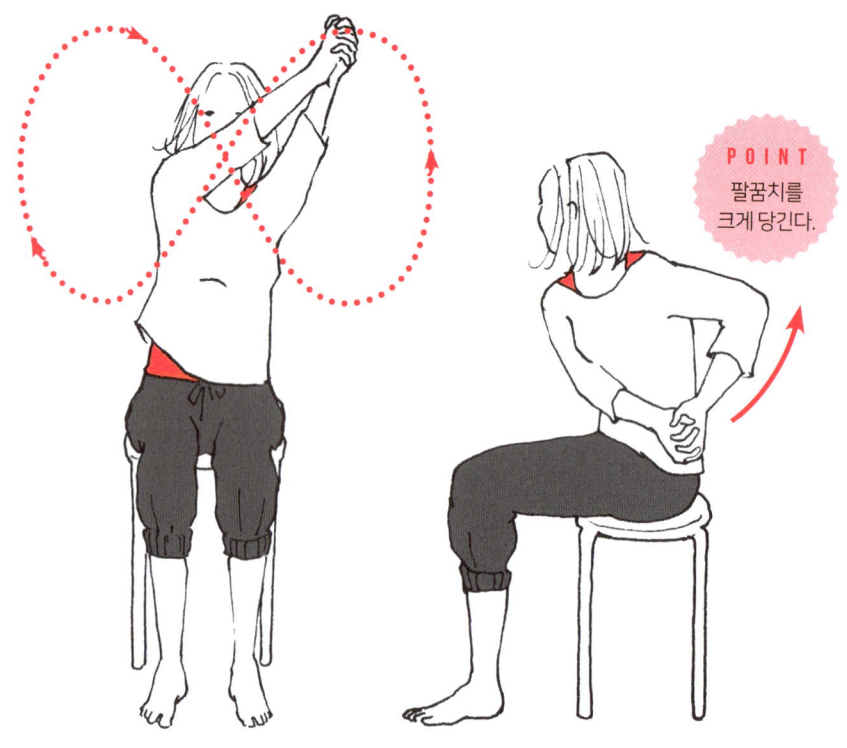

POINT
팔꿈치를 크게 당긴다.

4

두 손을 탈탈 털듯이 흔들어준다.

 → ② → ③ → ② → 순서로 진행한 후 마지막으로 손을 씻고 물을 털어내듯이 손목을 옆으로 10회 정도 탈탈 흔들어주고 마친다.

 쉬면서 해도 돼요!

천천히 호흡하면서 진행하면 효과가 나타난다. 피곤하면 쉬고, 상반신에 혈액이 순환되는 것이 느껴지면 다시 시작하자.

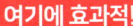

- 뭉친 등을 풀어 젖이 잘 나오게 한다.
- 수유나 아기를 안을 때 상반신이 뭉친 것을 풀어준다.
- 건초염을 예방한다.
- 팔꿈치, 팔, 등의 가동 영역이 넓어져 아기를 안기가 수월해진다.

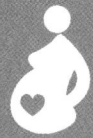 아기가 잘 자고 쑥쑥 자라는
둥글둥글 신생아 육아

순풍순풍
골반케어

CHAPTER
8

둥글둥글
신생아 돌보기

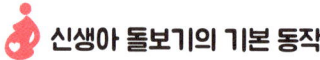 **신생아 돌보기의 기본 동작**

'둥글둥글 신생아 돌보기'의
핵심 동작 4가지

아기가 기분 좋게 젖을 실컷 먹고, 푹 잠자며, 쑥쑥 자라는 것은 모든 엄마의 바람일 것입니다. 그렇다면 어떻게 하면 아기를 좀 더 기분 좋게 만들 수 있을까요? 이 장의 키워드는 아기의 등을 둥글게 하는 '둥글둥글 신생아 돌보기'이며, 핵심 동작은 다음 4가지입니다.

① 둥글게 눕혀 재우기
② 둥글게 안기
③ 둥근 자세로 안고 수유하기
④ 둥글어지도록 쓰다듬기

엄마의 자궁에서 10개월 동안 둥근 자세로 있던 아기는 목을 가누고 몸을 뒤집을 수 있을 때까지는 '등을 C자 모양으로 둥글게 구부린 태아 자세'가 가장 편합니다. 그러나 태어나면 엄마의 품에 안길 때를 제외하면 대부분 편평한 이불 위에서 천장을 보고 누워 지내게 됩니다. 이 자세는 이제껏 둥글게 구부리고 있던 아기로서는 억지로 몸을 젖히는 것과 마찬가지입니다. 그래서 손발을 버둥거리며 칭얼거리는 경우가 많지요. 그러니 눕힐 때는 수유 쿠션으로 '둥글둥글 침대'(180~181쪽)를 만든 다음 아기를 눕혀주세요. 그리고 '숙면 포대기 싸기'(182~185쪽)로 둥근 자세를 만들어주면 아기는 기분이 좋아지고 안정을 찾습니다. 또한 수유를 하거나 아기를 어를 때는 아기의 몸이 젖혀지거나 꼬이지 않도록 '둥글둥글하게 안기'(186~189쪽)로 안아주세요.

'숙면 포대기 싸기'와 '둥글둥글하게 안기'는 아기가 태어나기 전, 즉 임신했을 때부터 꼭 연습해두기 바랍니다. 출산 후에는 머리를 쓰는 작업에 집중하기 힘들어서 의욕은 있어도 무언가 새로운 것이 머릿속에 잘 입력되지 않습니다. 봉제인형이나 쿠션을 사용해 충분히 연습할 수 있으니, 둥글게 감싸고 둥글게 안는 방법과 순서를 미리 익혀두면 아기의 몸에 맞춰 반복하는 동안에 능숙해질 것입니다.

둥근 자세를 만들면 아기는 방글거리거나 황홀한 표정을 짓습니다. 아기의 감각은 어른 이상으로 예민해서 좋고 나쁨을 잘 구분할 수 있습니다. 아기가 기분이 좋으면 엄마의 마음에도 여유가 생기고 더욱 자신 있게 육아를 할 수 있을 것입니다.

아기 척추를 지지하면서 편하게 눕히는 방법

'둥글둥글 침대'에 눕히기

수유 쿠션, 방석, 목욕수건을 준비한다.

수유 쿠션의 트인 쪽에 쿠션이나 방석을 놓고 목욕수건으로 덮는다. 가운데 부분이 움푹 파이도록 공간을 두는 것이 비결이다.

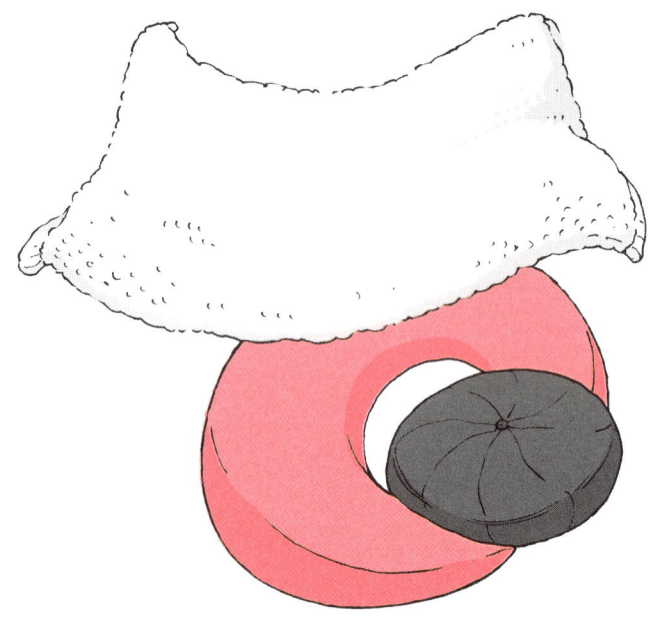

침대에 아기를 눕힌다.

수유 쿠션의 파인 부분에 아기의 등이 오도록 눕힌다. 체크 포인트는 다음과 같다.

- 등에서부터 엉덩이까지의 세로선, 어깨에서 등으로 이어지는 가로선이 모두 C자 모양으로 둥글어지게 한다.
- 무릎은 확실히 구부리고, 양 무릎을 살짝 벌리고 발꿈치를 모은다. 목 뒤에 아기 베개를 넣어 숨을 쉬기 편하게 한다. 때때로 옆을 향하게 해주는 것도 잊지 않는다.

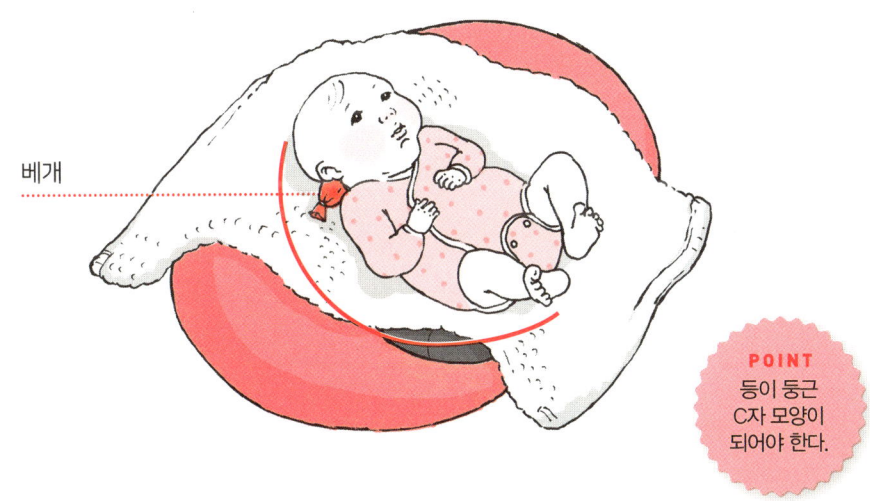

베개

POINT
등이 둥근 C자 모양이 되어야 한다.

 초간단 아기 베개 만들기
폭이 넓고 부드러운 발토시나 수면 양말의 길쭉한 쪽을 빙글빙글 감은 후, 순면 손수건이나 거즈 등으로 감싸고 양 끝을 고무줄로 고정시킨다.

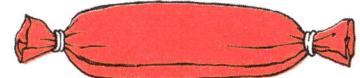

아기가 숙면을 취할 수 있도록 감싸는 방법

숙면 포대기 싸기

포대기용 천에 아기를 눕힌다.

포대기용 천(기저귀용 천 등 얇은 천)을 펼친 후 가운데 아기용 베개를 놓고 빠져나오지 않도록 천의 윗부분을 이용해 말아준다. 아기의 목이 베개 위에 놓이도록 눕히고 손은 가슴 부분으로 모아준다.

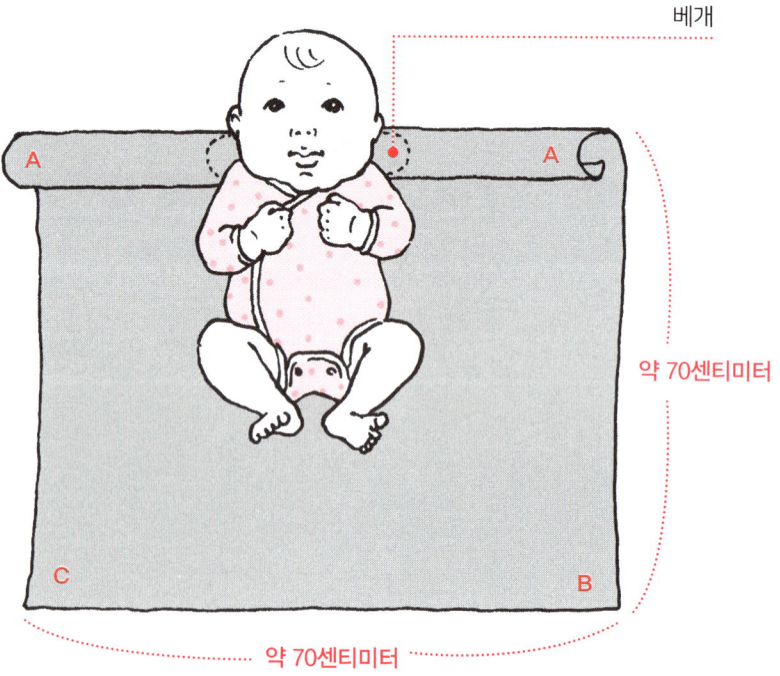

2

천의 위쪽 모서리를 묶는다.

천의 위쪽 모서리(A와 A)를 아기의 가슴 언저리(D)에서 묶는다.
손만 나오게 하고 팔꿈치는 쏙 감싼다.

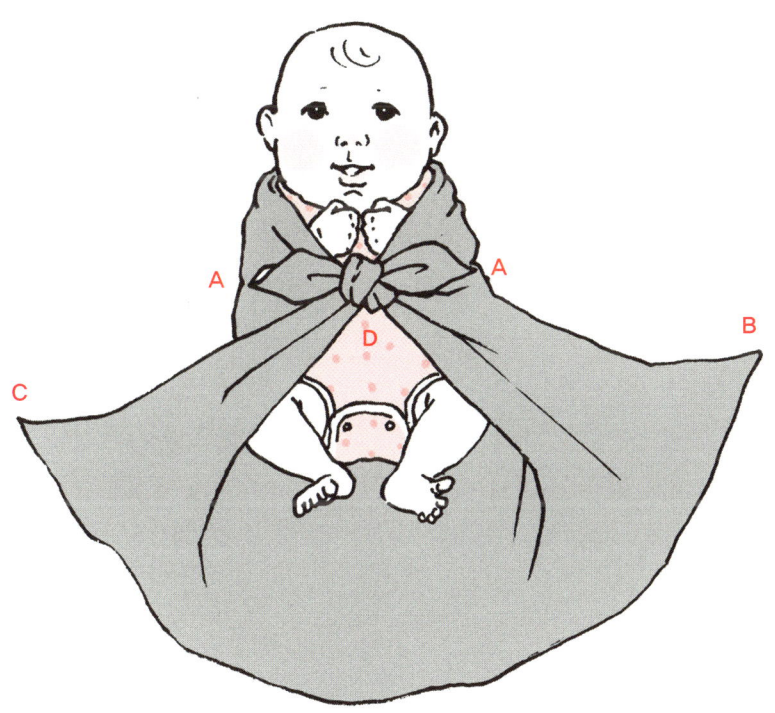

아기가 숙면을 취할 수 있도록 감싸는 방법

숙면 포대기 싸기

3

천의 아래쪽 모서리를 매듭 아래로 넣고 아기의 다리를 감싼다.

천의 아래쪽 모서리(B)를 매듭 아래로 넣고 느슨하지 않게 확실히 위로 잡아당기면 아기의 등부터 엉덩이 부분이 둥글어진다.

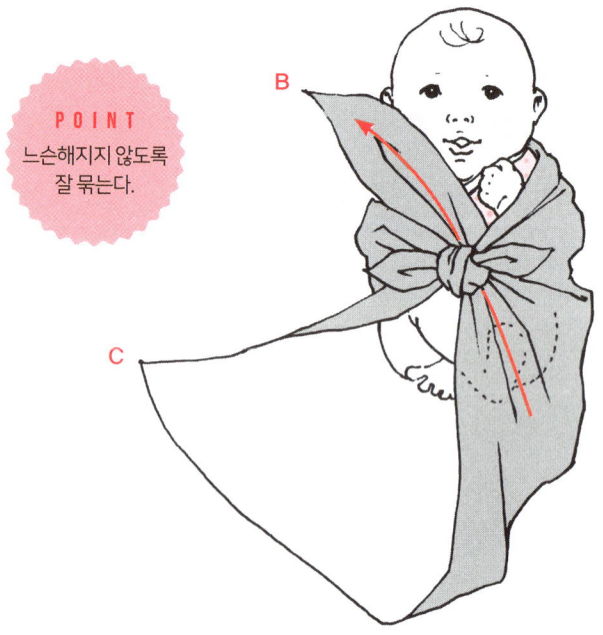

POINT
느슨해지지 않도록
잘 묶는다.

다른 쪽의 끝과 묶는다.

천의 마지막 모서리인 (C)도 ③처럼 한 뒤, (C)와 (B)를 묶고 다시 한 번 묶는다. 아기의 두 손은 천 밖으로 나오게 한다. 아기의 고관절은 자연스럽게 벌어지고 발목은 교차되며 자유롭게 다리를 움직일 수 있다. 손발을 뻗대거나 싫어할 때는 부드럽게 천 바깥에서 쓰다듬어준다.

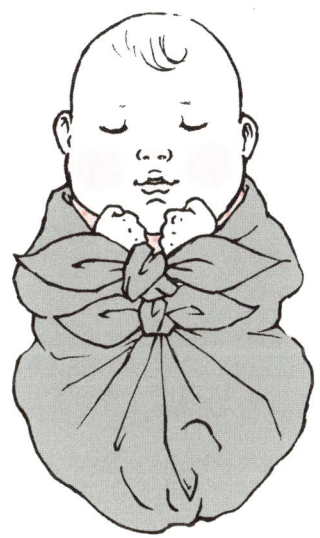

> **TIP 언제 감싸도 괜찮아요!**
> 아기를 쓰다듬으면서 감싸면 훨씬 쉽다. 낮과 밤, 언제 감싸도 된다. 아기가 잠들었으면 싼 채로 가만히 두고, 깨어나 기분이 좋을 때는 천을 풀어 손발을 어루만져준다.

아기도 엄마도 편하게 안는 방법

둥글둥글하게 안기

*좌우 반대로도 할 수 있도록 연습한다.

아기의 몸을 엄마 쪽으로 향하게 한다.

아기의 두 손을 잡고 부드럽게 몸을 엄마에게 향하게 한다.

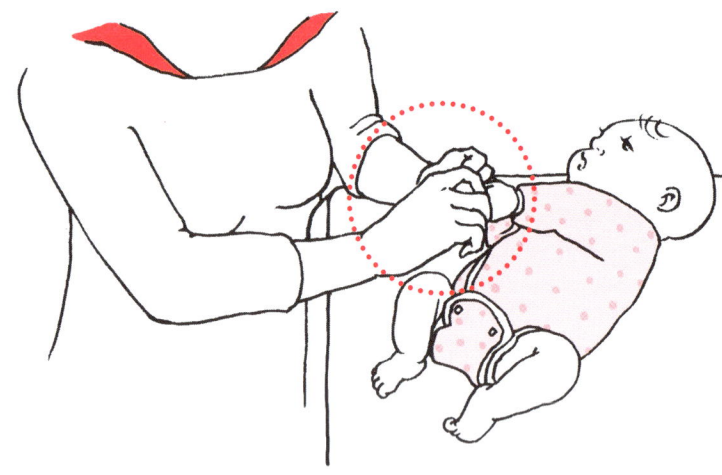

2

아기의 목 뒤를 오른손으로 지지한다.

왼손으로 아기의 양손을 잡아 움직이지 않도록 하면서 오른손으로 아기의 목 뒤를 받쳐준다.

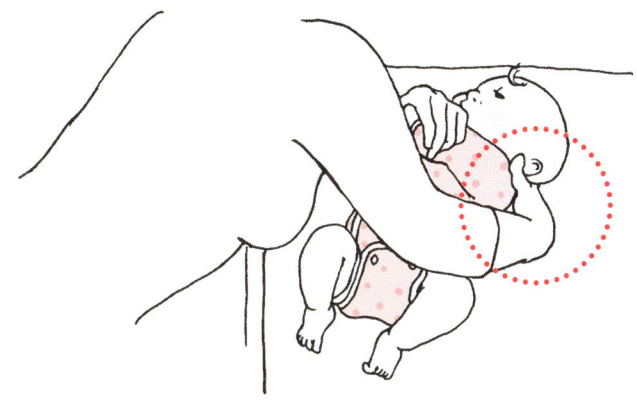

3

목 뒤에 팔을 끼우고 팔꿈치 안쪽에 머리를 올린다.

왼팔을 아기의 머리 뒤에 끼우고 왼팔의 팔꿈치 안쪽에 아기의 머리를 올린다. 오른손은 여전히 목을 지지한 상태다. 엄마의 몸 전체로 아기를 맞아들이는 자세를 취한다.

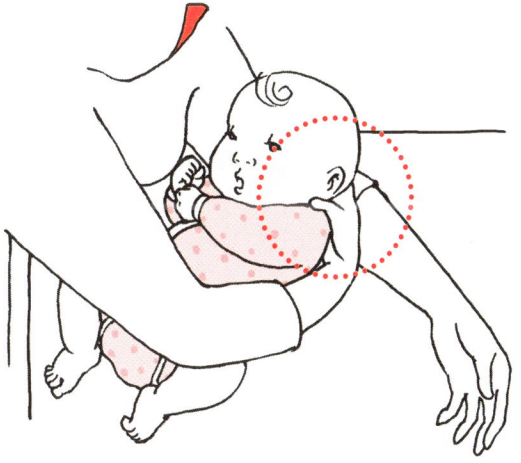

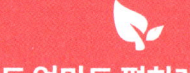

아기도 엄마도 편하게 안는 방법

둥글둥글하게 안기

* 좌우 반대로도 할 수 있도록 연습한다.

엉덩이를 받쳐주면서 오른팔을 팔꿈치 아래로 끼워넣는다.

왼쪽 팔꿈치로 목을 확실히 받쳐주면서 왼손으로 엉덩이를 지지한 상태로 아기의 무릎 아래에 오른팔을 끼워넣는다.

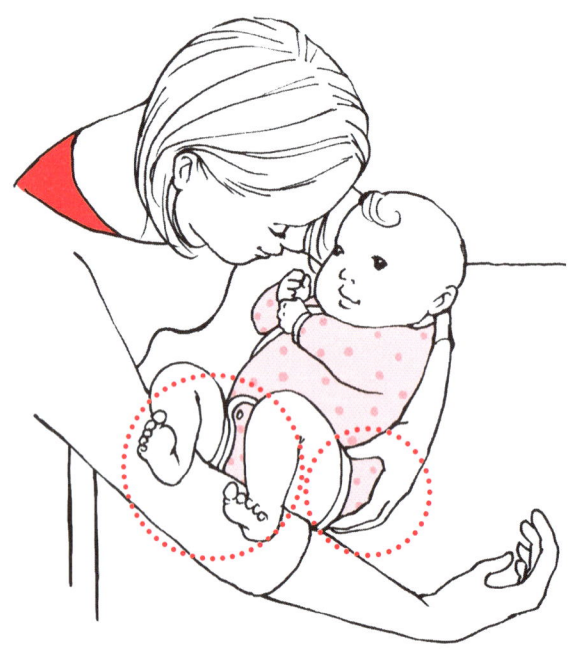

5

어깨, 양 팔, 손목이 원을 그리듯이 확실히 안는다.

어깨부터 양 팔, 손목이 원을 그리듯이 아기를 지지하면 아기의 자세가 C자 모양이 되어 안정된다. 아기의 두 손은 앞으로 하고 양 무릎은 구부린 상태로 만든다.

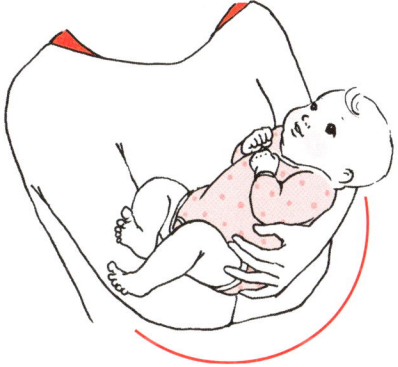

 수유를 할 때도 이 자세로!

수유를 할 때도 '둥글둥글하게 안기' 자세로 엄마 쪽으로 아기의 몸을 향하게 하면 젖을 잘 물릴 수 있다. 아기의 엉덩이를 수유용 쿠션으로 지지해주면 수유하기가 한결 편하다.

아기가 힘들어하는 자세

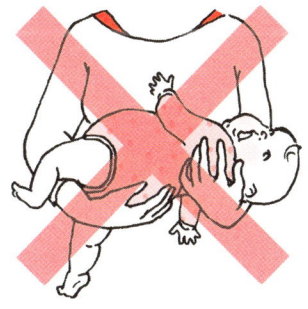

- 목과 머리가 제대로 지지되지 않아 얼굴과 몸통의 방향이 일치하지 않는 자세
- 다리가 멋대로 내려간 자세
- 등이 둥글지 않고 젖혀진 자세

한쪽만 보는 아기 버릇 고치는 방법

손가락 갖다 대기

한쪽만 향하는 버릇?

아기들 중에는 늘 같은 쪽으로 고개를 돌리고 있고 반대쪽을 보게 하려고 해도 잘 되지 않는 아기가 있다. 이런 상태가 오래 지속되면 머리 모양이 예쁘게 만들어지지 않는다. 또 젖을 빠는 혀의 움직임도 나빠져서 엄마에게 유선염이 생기기도 한다. 이 같은 버릇은 태어나서부터 바로 관리하면 고치기 쉽다.

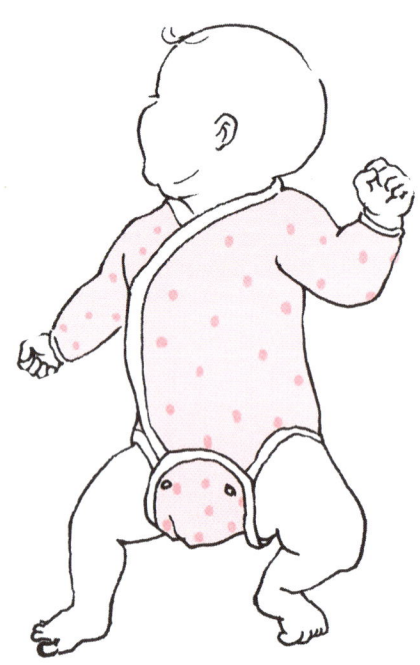

반대쪽 목덜미에 손가락을 댄다.

아기가 얼굴을 향하는 반대쪽의 목덜미에 검지와 중지를 모아서 대고 아주 부드럽게 살짝 어루만진다. 아기가 반응을 보이면 반대쪽도 똑같이 진행한다.

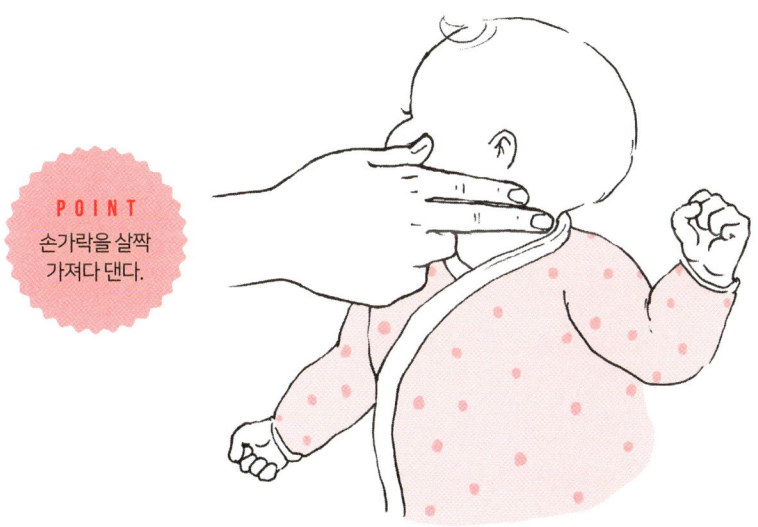

POINT
손가락을 살짝 가져다 댄다.

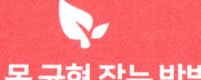
아기 몸 균형 잡는 방법

엄마 배 위에 안기

엄마 배 위에 아기를 얹은 후 목을 쓰다듬는다.

천장을 보고 누운 후 무릎을 세우고 아기를 엄마 배 위에 얹는다. 아기의 얼굴은 편하게 향하는 쪽을 보게 하고, 그 반대쪽의 목덜미를 살짝 만지며 부드럽게 쓰다듬는다.

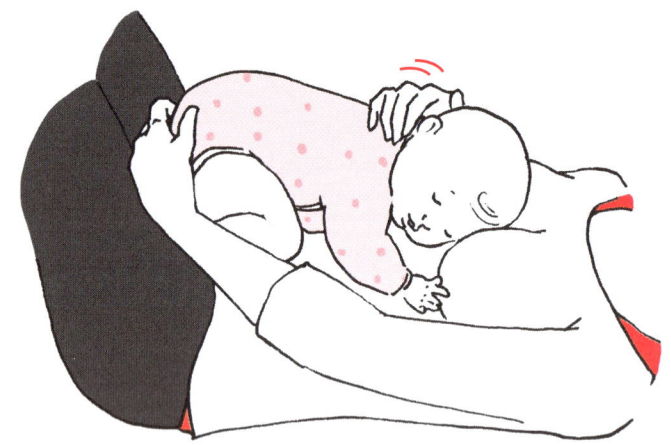

② 아기 등과 엉덩이 전체를 쓰다듬는다.

그다음 등과 엉덩이를 손으로 원을 그리듯이 부드럽게 쓰다듬는다. 이번에는 아기의 얼굴을 반대쪽으로 향하게 하고 똑같이 진행한다. 거울로 아기의 얼굴을 확인하면서 쓰다듬었을 때 아기가 특히 좋아하는 부분을 찾는다.

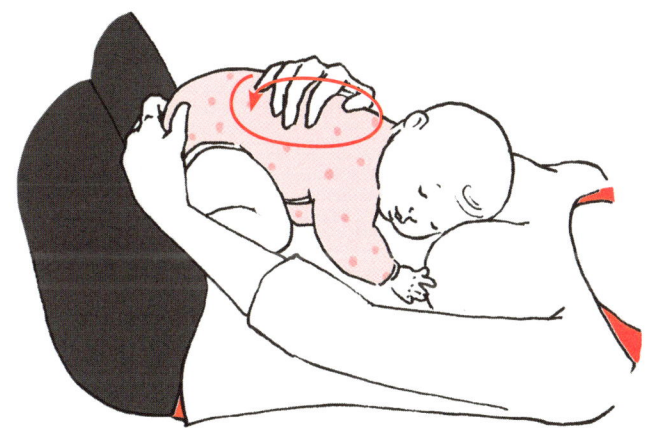

TIP 트림 버릇도 개선

①~②를 반복하면 얼굴이 점차 양쪽을 번갈아가며 향하게 된다. 제대로 트림을 하지 못하고 토하는 버릇이 있는 아기도 엉덩이를 부드럽게 쓰다듬으면 개선되는 경우가 많다.

아기의 '젖 먹는 힘' 키우는 방법

아기 입 풀기 마사지

아기는 다음과 같은 상태에서는 젖을 깊이 빨지 못합니다
- 아기가 입을 'O'자 모양으로 벌리지 못하고 늘 '이~' 하고 벌리고 있을 때
- 입을 벌렸을 때 혀를 올리고 있거나 반대로 말고 있을 때

이 같은 행동은 버릇이 되면 고치기 힘드니 잇몸 마사지로 입 주위를 풀어주세요.

입술과 잇몸 사이를 마사지한다.

손가락을 잘 씻고 검지를 랩으로 감싼 후 아기의 입술과 잇몸 사이(그림 참조)에 넣는다. 틈새를 만들듯이 좌우로 미끄러뜨리며 입 주위가 잘 풀리도록 마사지한다. 젖병의 고무젖꼭지를 이용해도 된다.

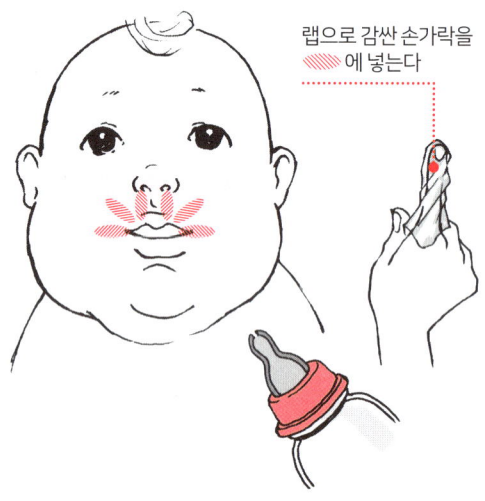

랩으로 감싼 손가락을 ▨▨▨에 넣는다

 젖을 잘 빨지 못할 때는
수유 중에 젖을 잘 빨지 못할 때는 재빨리 젖꼭지를 떼고 '입 풀기 마사지'를 한다. 그런 다음 다시 물려본다. 이것을 반복하면 차츰 젖을 잘 빨게 된다.

신생아 건강검진 현장에서

아기가 좋아하는
둥글둥글 자세로 울음 뚝!

생후 1개월 첫 건강검진 때 유난히 크게 울던 아기가 있었습니다. 등에 센서라도 달린 것마냥 침대에 내려놓자마자 몸을 젖히며 울음을 터뜨리는 것이었어요.

그래서 '둥글둥글 침대'(180~181쪽)를 만들어 눕혔습니다. 아기는 처음에는 '어라?' 하는 표정을 짓더니 울음을 뚝 그쳤습니다. 이어서 '숙면 포대기 싸기'(182~185쪽)를 해주자 기분 좋게 잠에 빠져들었습니다. 그 모습을 보고 아기 엄마는 놀라서 말했습니다. "평소에는 젖을 계속 물리지 않으면 안 자요. 겨우 잠이 들었나 해도 1시간도 채 못 자고 깨는데 신기하네요. 이 방법을 꼭 배워가야겠어요!"라며 흥미로워했습니다.

또 다른 엄마는 힘겨운 표정으로 아기를 안고는 "침대에 내려놓으면 울고, 뻗대는 것도 심해서 12시간 이상 계속 안고 있어야 해요"라고 하소연했습니다.

아기의 목은 왼쪽으로 향하는 버릇이 있어서 반대쪽으로 향하게 해도 다시 왼쪽으로 돌아가버리고, 등도 뻣뻣했습니다. 그래서 "둥글어져라~"라고 노래를 부르며 등을 쓰다듬고 오른쪽 귀 아래에 손을 대고 있으니(190~191쪽) 머리를 좌우로 잘 움직이게 되었습니다.

시기별·증상별
추천 동작과 골반케어

이 책에서 소개한 동작과 방법을 한눈에 볼 수 있도록 정리했습니다.
소개한 것 중에서도 각 시기에 활용했으면 하는 주요 동작과 방법을 '시기별' 표를 참조하십시오.
특정 증상으로 고민하는 분은 '증상별' 표에서 추천하는 동작을 참조하시기 바랍니다.

표시구분

- ✱ …… 매우 효과적이다
- ◉ …… 효과가 있다
- ○ …… 하는 편이 좋다
- ✕ …… 하면 안 된다
- 표시 없음 …… 걱정스러우면 해도 좋다

※ 시기별의 괄호 안 내용은 특정한 목적에 효과가 있음을 뜻합니다.
※ 시기별의 '출산 중' 내의 숫자는 이 순서로 실시하면 효과가 더 크다는 것을 뜻합니다.

시기별 임신과 출산 시기에 따른 추천 동작과 골반케어 방법

추천 동작/골반케어 방법	임신 초기	임신 중기	임신 후기	출산 중	출산 후	자세한 소개
• 천으로 골반 감는 법 2가지 • 천으로 골반 지지하기	✱	✱	✱	◉	✱	42~45쪽 162~163쪽
골반 높이 올리고 항문 조이기	✱	✱	✱	◉	✱	49~50쪽
• 골반 높이 올리고 항문 조이기 • 골반저근 조이기	◉	✱ (조산 예방)	✱	✕	✱ (자궁 끌어 올리기)	49~50쪽 94~95쪽
엉덩이 살랑살랑 한 팔 뻗기	✱	✱	✱	✱ (3)	✱	52~55쪽 147쪽
• 옆구리 문지르며 팔 굽혔다 펴기 • 누워서 어루만지며 팔 굽혔다 펴기	○	◉	✱	◉	✱	56~57쪽 150~151쪽

추천 동작/골반케어 방법	임신 초기	임신 중기	임신 후기	출산 중	출산 후	자세한 소개
무릎 꿇고 옆으로 앉아서 꼬리 찾기	○	○	○		○	62~63쪽
오뚝이처럼 엉덩이 뒹굴뒹굴하기	○	○	○		○	65~69쪽
매듭수건을 등에 대고 뒹굴뒹굴하기	✽ (입덧 예방)	✽	✽	◉	✽	78~79쪽
목욕수건 두르고 상체 비틀기	✽	✽	✽	◉	✽	84~85쪽
목욕수건 감아서 바지에 끼우기	◉	✽ (요통)	✽ (요통)(태아 치우침 방지)	✽	✽ (요통)(자궁 수축 예방)	98~99쪽
• 의자에 앉아 천천히 눌러 밟기 • 누워서 천천히 눌러 밟기	○	✽	○	◉	✽ (휘청거림 방지)	104~105쪽 166쪽
엉덩이에 매듭수건 대기	✕	✕	✽ (37주차~내진 대책)	✽	✕	129쪽
어루만지면서 심호흡하기	✽	○	◉	◉	○	143~144쪽
하지 올렸다가 내리기	○	○	◉ (출산 준비)	✽ (1)		146쪽
무릎 잡고 빙글빙글 돌리기	○	○	◉ (출산 준비)	✽ (2)		148~149쪽
가로 8자 만들기	○	○	◉ (안기 연습)		✽	172~175쪽

임신 중 증상별 추천 동작과 골반케어 방법

임신 중 증상	추천 동작과 골반케어 방법	효과 여부	자세한 소개
등의 통증 및 응어리	매듭수건을 활용한 동작 3가지	✽	78~83쪽
	목욕수건 두르고 상체 비틀기	✽	84~85쪽
	어루만지면서 심호흡하기	◉	143~144쪽
	누워서 몸 풀기(상반신 풀기)	◉	131쪽
	가로 8자 만들기	✽	172~175쪽
치골부의 통증	뒤에서 앞으로 천 감기	✽	42~43쪽
	발꿈치 밀어내기	✽	100~101쪽
	무릎 넘어뜨리기	✽	102~103쪽
	• 의자에 앉아 천천히 눌러 밟기 • 누워서 천천히 눌러 밟기	✽	104~105쪽 166쪽
	하지 올렸다가 내리기	○	146쪽
요통	매듭수건을 활용한 동작 3가지	◉	78~83쪽
	매듭수건을 등에 대고 조금씩 움직이기	✽	80~81쪽
	목욕수건 두르고 상체 비틀기	○	84~85쪽
	목욕수건 감아서 바지에 끼우기	✽	98~99쪽
	발꿈치 밀어내기	○	100~101쪽
	무릎 넘어뜨리기	○	102~103쪽
	의자에 앉아 천천히 눌러 밟기 누워서 천천히 눌러 밟기	✽	104~105쪽 166쪽
	의자에 앉아 꼬리 찾기	◉	110~111쪽
	하지 올렸다가 내리기	✽	146쪽
선골의 통증과 천장을 보고 눕지 못할 때	오뚝이처럼 엉덩이 뒹굴뒹굴하기	✽	65~69쪽
	무릎 사이에 쿠션 끼우고 옆으로 눕기	◉	127쪽
	엉덩이에 매듭수건 대기	✽	129쪽
옆으로 앉는 습관이 있을 때, 잠자는 자세가 휘어 있을 때	• 옆구리 문지르며 팔 굽혔다 펴기 • 누워서 어루만지며 팔 굽혔다 펴기	✽	56~57쪽 150~151쪽
	무릎 꿇고 옆으로 앉아서 꼬리 찾기	✽	62~63쪽
	매듭수건을 활용한 동작 3가지	◉	78~83쪽
	무릎 넘어뜨리기	◉	102~103쪽
	의자에 앉아 꼬리 찾기	◉	110~111쪽

임신 중 증상	추천 동작과 골반케어 방법	효과 여부	자세한 소개
누워서 편하게 움직이기 힘들 때	목욕수건 감아서 바지에 끼우기	✽	98~99쪽
	무릎 사이에 쿠션 끼우고 옆으로 눕기	◎	127쪽
배 당김	매듭수건을 활용한 동작 3가지	◎	78~83쪽
	목욕수건 감아서 바지에 끼우기	✽	98~99쪽
	무릎 사이에 쿠션 끼우고 옆으로 눕기 - 다리 근원부 안쪽을 쓰다듬기	✽	127쪽
	아랫배에 천 감기	✽	122~125쪽
절박조산	천으로 골반 감는 법	✽	42~45쪽
	• 항문 조이기 • 골반저근 조이기	✽	49~50쪽 94~95쪽
	엉덩이 살랑살랑 한 팔 뻗기	✽	52~55쪽, 147쪽
	매듭수건을 활용한 동작 3가지	◎	78~83쪽
	목욕수건 감아서 바지에 끼우기	✽	98~99쪽
	아랫배에 천 감기	◎	122~125쪽
거꾸로 된 태아 바로잡기	엉덩이 살랑살랑 한 팔 뻗기	✽	52~55쪽, 147쪽
변비	엉덩이 살랑살랑 한 팔 뻗기	◎	52~55쪽, 147쪽
	목욕수건 두르고 상체 비틀기	✽	87~85쪽
	목욕수건 감아서 바지에 끼우기	◎	98~99쪽
	의자에 앉아 꼬리 찾기	✽	110~111쪽
	누워서 몸 풀기(상반신 풀기)	◎	131쪽
요실금과 자궁 처짐	• 천으로 골반 감는 법 • 천으로 골반 지지하기	✽	49~50쪽, 94~95쪽
	• 항문 조이기 • 골반저근 조이기	✽	52~55쪽, 147쪽
	엉덩이 살랑살랑 한 팔 뻗기	✽	52~55쪽, 147쪽
	누워서 자궁 끌어올리기	✽	164~165쪽
가슴 당김	매듭수건을 활용한 동작 3가지 매듭수건으로 등 풀기	✽	78~83쪽, 168~169쪽
	어루만지면서 심호흡하기	◎	143~144쪽
	가슴 마사지	✽	170~171쪽

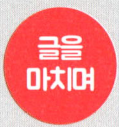

출산 후에도
꾸준한 골반케어로 체력 관리

　이 책에서 소개한 체조와 동작은 모두 제가 근무한 산부인과의 출산 현장에서 실천한 것들입니다. 허리가 아파서 제대로 눕지도 못하던 임신부, 출산 후에 가슴이 당길 때 등을 쓰다듬어주자 "언제나 우에노 씨가 쓰다듬어주었으면 좋겠어요"라며 울던 초보 엄마들을 위해 고안하고 적용하고 변형해본 것들입니다. 그리고 이러한 셀프 골반케어를 열심히 전파한 결과, 많은 사람들이 한결 수월하게 순산을 했습니다.

　또한 골반케어는 임신 중의 요통이나 등의 통증 등 불편함을 해소하는 방법부터 실제 출산 현장에서 진통을 하면서도 가능한 동작입니다.

　제가 강조하고 싶은 점은 '몸이 어느 정도 편해지면 꼭 걸으라'는 것입니다. 임신 중에 너무 안정을 취하다보면 근력이 계속 떨어져서 출산이 힘들어집니다. 체력이 떨어지면 출산 후의 육아도 더 힘들게 느껴집니다. 출산 후 1년이 지나면 10킬로그램이 된 아기를 안고 뛸 수 있는 체력이 필요하다는 각오로 임신 기간을 준비하며 보내야 합니다. 천재지변은 언제 찾아올지 모릅니다. 엄마가 된다는 것은 '지켜주는 입장'으로 바뀌는 일입니다. 아이를 지키려면 체력이 필수입니다.

　현재 저는 아오모리 현 하치노헤에서 '골반케어 교실'을 열고 있습니다. 주로 임신, 출산, 산후에 어려움을 겪고 있는 사람들이 찾아옵니다. 요통, 요실금, 자궁 탈출, 반복되는 유선염 등의 문제가 있어도 주위에서 적절한 대처 방법을 알려주는 사람이 없었던 이들입니다. 지인의 추천이나 입소문을 듣고 찾아온 골반케어 교실에서 '지지하기·올리기·바로잡기' 위주의 골반케어와 동작을 배운 뒤 몸의 변화를 경험하면 더욱 진지하고 열성적으로 참여합니다. 출산 전부터 "출산 후에는 언제부터 참가할 수 있나요?"라고 묻고, 주위 사람들을 데려오기도 합니다.

제가 산부인과 병원에 근무할 때 골반케어를 해주면 좋아하는 임신부도 많았지만, 한편으로는 자각 증상이 없는 사람들에게 조언을 하면 '오지랖 넓은 아줌마'라며 거북해하는 사람도 있었습니다. 하지만 병원을 나와 '골반케어 교실'을 운영해보니 의외로 많은 사람들이 골반케어에 대해 알고 싶어 하고 참여도도 높다는 사실에 놀랐습니다.

전국적으로 골반케어를 실시할 수 있는 의료 종사자가 더욱 늘어나기를 바랍니다. 그렇지 않으면 정상적인 출산이 줄어들고 산과 의사는 지금보다 더 바빠져서 그 수가 점점 줄어들게 될 테니까요.

골반케어가 뭔데요? 토코짱 벨트라니 이상한 이름이네요? 과거에는 저 역시 그렇게 반응했습니다. 하지만 알아보지도 않고 거부하기보다는 한번 시도해보면 어떨까요? 그리고 기분이 좋고 시원하게 느껴진다면 주위 사람들에게도 골반케어의 효과를 알려주세요. 분명 점점 더 많은 사람들에게 알려주고 싶어질 것입니다.

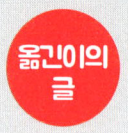

임신과 출산을 경험한 후에야 깨달은
골반 건강의 중요성

　부끄럽지만 저는 출산 전 골반이 틀어질 수도 있다는 사실을 잘 몰랐습니다. 그도 그럴 것이 주위 사람들을 봐도 대부분 문제없이 출산하는 것 같았고, 저 역시 임신 중에도 계속 일을 하며 몸을 움직인 터라 큰 어려움 없이 아기를 낳을 줄 알았습니다. 물론 골반 건강에도 별 관심이 없었고요.

　하지만 아기를 낳고 보니 아무런 위기 없이 출산한 사람이 드물 정도로 다들 급박한 순간을 겪었다는 걸 알게 되었습니다. 저 역시 그랬습니다. 임신 기간에 다들 한다는 호흡법을 조금 연습하고, 임신부 요가 교실에 잠깐 다니는 수준이었습니다. 출산 직후에는 신기하게도 몸이 날아갈 듯 가벼웠으나 금세 발바닥이 아파서 침대에서 내려올 때마다 비명이 터져나올 것 같은 신체 변화를 겪었습니다. 나중에 돌이켜보니 제가 조금 둔감한 편이어서 그렇지 입덧도 했다는 사실을 깨달았습니다.

　이런 경험을 했기에 더더욱 이 책의 소중함을 알게 되었습니다. 이 책의 장점은 무엇보다 이해하기 쉽고 설명이 구체적이라는 점입니다. 임신부에게 필요한 동작 중심의 골반 관리법을 비롯해 조산사의 입장에서 쓴 임신 전후에 겪게 되는 여러 가지 증상과 완화 방법, 그리고 임신과 출산의 과정에서 우리 몸에 일어나는 변화, 태아의 성장과 탄생, 출산 후에 아기를 보살피는 방법까지 그림과 함께 구체적으로 설명하고 있습니다. 이 책을 읽고 나면 임신과 출산 전후를 어떻게 보내고 아기를 맞이해야 할지 알 수 있을 것입니다.

> "이 책은 순산을 위한 다양한 동작은 물론이고, 임신 초기부터 출산 당일, 출산 후까지 어떤 준비가 필요한지를 일목요연하게 정리해 주고 있어서 꼭 권해주고 싶습니다."

이 책에 나오는 동작은 임신한 사람이 아니라도 여성이라면 누구에게나 좋을 것 같다는 생각이 들었습니다. 특히 매듭수건을 이용한 동작이나 천을 감아 골반을 지지하는 방법 등은 허리나 골반이 아픈 일반인에게도 꽤 도움이 될 듯합니다. 특별한 도구 없이도 집에 있는 물건으로 쉽게 도전해볼 수 있으니 부담도 적습니다.

더불어 저는 이 책을 계기로 조산사에 대해 달리 생각하게 되었습니다. 일본에서는 일부러 조산원을 찾아가 출산하는 임신부가 꽤 있다는 이야기를 들었는데, 그때는 왠지 병원이 아니면 위험하지 않을까 하고 걱정도 했습니다. 그런데 저자인 우에노 준코 씨처럼 경험이 풍부하고 성실한 조산사가 출산을 도와준다면 차가운 병원 침대에 누워 있는 것보다 훨씬 안심이 될 것 같습니다.

저는 임신과 출산을 준비하면서 관련 책을 많이 읽지 않았습니다. 선물 받은 임신과 출산에 관한 몇백 페이지짜리 사전 같은 책을 한 권 읽었을 뿐인데, 너무 두꺼워서 들고 다닐 수도 없었고 꼼꼼히 읽기에는 조금 지루하기도 했습니다. 반면에 이 책은 순산을 위한 다양한 동작은 물론이고, 임신 초기부터 출산 당일, 출산 후까지 어떤 준비가 필요한지를 일목요연하게 정리해 주고 있어서 비교적 얇은 책이지만 주위에 누군가가 임신을 하고 출산을 한다면 꼭 권해주고 싶습니다.

책에서 속싸개 싸는 법 등을 보고 제가 아이를 낳고 얼마나 서투르게 보살폈는지를 깨달았습니다. 아이가 밤에 잠도 안 자고 계속 울어댄 이유가 이제야 짐작이 되어 미안한 마음을 감출 수가 없었습니다. 많은 예비 엄마들이 조금이라도 더 편안하고 준비된 상황에서 아기천사를 만나 행복을 누리기를 바랍니다.

황미숙

찾아보기 (가나다 순)

가로 8자 만들기	172
가슴 마사지	170
골반 높이 올리고 항문 조이기	49
골반 지지에 편리한 제품	46
골반 틀어짐으로 자궁이 처진 상태	33
골반을 구성하는 뼈의 위치와 명칭	27
골반저근 조이기	94
골반케어 기본 동작 3가지	39
누워서 몸 풀기: 상반신 풀기	131
누워서 몸 풀기: 하반신 풀기	132
누워서 무릎 안기	23
누워서 어루만지며 팔 굽혔다 펴기	150
누워서 자궁 끌어올리기	164
누워서 천천히 눌러 밟기	166
둥근 배	119
둥글둥글 침대에 눕히기	180
둥글둥글하게 안기	186
뒤에서 앞으로 감기	42
등 마사지	153
매듭수건으로 등 풀기	168
매듭수건을 등에 대고 뒹굴뒹굴하기	78

매듭수건을 등에 대고 조금씩 움직이기	80
매듭수건을 목에 대고 천천히 움직이기	82
목욕수건 감아서 바지에 끼우기	98
목욕수건 두르고 상체 비틀기	84
무릎 꿇고 옆으로 앉아서 꼬리 찾기	62
무릎 넘어뜨리기	102
무릎 사이에 쿠션 끼우고 옆으로 눕기	127
무릎 잡고 빙글빙글 돌리기	148
발꿈치 밀어내기	100
발목과 무릎 뒤쪽 풀기	108
배 모양 체크하기	119
배에 고무줄 자국이 있다면	59
뾰족한 배	119
삼음교 누르기	155
선골 앉기	30
손가락 갖다 대기	190
숙면 포대기 싸기	181
아기 입 풀기 마사지	194
아기처럼 네 발 기기	92
아랫배에 천 감기	122
앞에서 뒤로 감기	44

찾아보기 (가나다 순)

어루만지면서 심호흡하기	143
엄마 배 위에 안기	192
엉덩이 마사지	154
엉덩이 살랑살랑 한 팔 뻗기	52, 147
엉덩이에 매듭수건 대기	129
옆구리 문지르며 팔 굽혔다 펴기	56
옆에서 본 골반	32
오뚝이처럼 엉덩이 뒹굴뒹굴하기: 완전 초급편	65
오뚝이처럼 엉덩이 뒹굴뒹굴하기: 중급편	68
오뚝이처럼 엉덩이 뒹굴뒹굴하기: 초급편	66
위에서 본 골반	31
의자에 앉아 꼬리 찾기	110
의자에 앉아 천천히 눌러 밟기	104
정상적인 위치의 골반과 자궁	32
쪼그려 앉았다가 일어서기	22
천감기에 대한 궁금증	47
천으로 골반 지지하기	162
천을 이용한 골반 지지법	41
출산 경과에 따른 대처법	137
태아를 불편하게 하는 자세	71
태아를 편안하게 하는 자세	70

하지 올렸다가 내리기 · **146**
한쪽으로 다리 모아 옆으로 앉기 · **71**
한쪽으로 치우친 배 · **119**
호리병 배 · **119**
W자 앉기 · **71**

순풍순풍
골반케어

초판 1쇄 인쇄 2017년 6월 10일
초판 1쇄 발행 2017년 6월 15일

지은이 우에노 준코
감　수 와타나베 노부코, 정환욱
옮긴이 황미숙
펴낸이 정용수

사업총괄 장충상 **본부장** 홍서진 **편집장(1실)** 박지원
책임편집 김은혜 **교정교열** 한미경 **디자인** 김도영
영업·마케팅 조대현 윤석오 김상아 정경민

펴낸곳 (주)예문아카이브
출판등록 2016. 8. 8. 제2016-000240호
주소 서울특별시 마포구 동교로18길 10 2층(서교동)
대표전화 031-955-1712 **대표팩스** 031-955-0605 **이메일** yms1993@chol.com
홈페이지 http://www.yeamoonsa.com **블로그** http://blog.naver.com/yeamoonsa3
물류센터 경기도 파주시 직지길 460(출판도시) **전화** 031-955-0550

ISBN 979-11-87749-31-8 13510
한국어판 ⓒ 예문아카이브, 2017

• 이 도서의 국립중앙도서관 출판예정도서목록(CIP)은 서지정보유통지원시스템 홈페이지
 (http://seoji.nl.go.kr)와 국가자료공동목록시스템(http://www.nl.go.kr/kolisnet)에서
 이용하실 수 있습니다. (CIP제어번호 : CIP2017013161)
• 책값은 뒤표지에 있습니다. 잘못된 책은 구입하신 곳에서 바꿔드립니다.